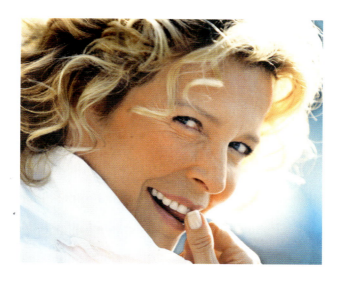

DR. MED. INGEBORG LACKINGER KARGER

Wechseljahre

Wohlbefinden, Balance, Ausstrahlung

- ➤ Entspannt das Leben genießen
- ➤ Fit und attraktiv bleiben
- ➤ Wirksame Hilfe bei Beschwerden

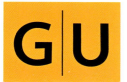

Inhalt

Ein Wort zuvor	5

Zeit des Wandels — 7

Neue Wege erkunden — 8
Stufen auf der Lebensleiter — 8
Die Wechseljahre zeichnen sich ab — 10
Test: Sind Sie schon in den Wechseljahren? — 13
Hormonelle Veränderungen — 14
Ihre Gestalt wandelt sich — 18
Die Seele stellt sich um — 22
Lust und Liebe — 24
Verbindungen lösen, neue knüpfen — 28

PRAXIS

Steigern Sie Ihr Wohlbefinden! — 35

Mit sanfter Fitness läuft's besser — 36
Sport hält jung — 36
Sport ja, aber welchen? — 39
Was zieh' ich bloß an? — 40
Sportliche Basics — 41
Kondition aufbauen mit Ausdauersport — 42
Muskeln stärken mit dem Latexband — 47
Sanftes Stretching hält beweglich — 51
Alleskönner Aqua-Training — 53
Den Beckenboden trainieren — 57

Gepflegt und attraktiv erscheinen — 61
Typgerecht gekleidet — 61
Reife Haut braucht eine gute Pflege — 63
Schönes Haar – keine Zauberei — 64

Sicher verhüten — 65
Die Möglichkeiten — 65

Gesund essen und genießen — 66
Bekömmliche Genüsse — 66
Pflanzenöstrogene — 67
Lebenswichtige Vitamine — 70

Mineralien und Spurenelemente	71
Schutz durch Bioaktivstoffe	72

Körper und Seele im Einklang 73

Momente der Ruhe und Besinnung	73
Das gute Gespräch	74
Gezielt Entspannung suchen	75
Positiv denken: Autosuggestion	76
Body-Scan	77

Wenn Sie Beschwerden haben 81

Symptome erkennen – richtig reagieren 82

Hitzewallungen mildern	82
Die Brust – Symbol der Weiblichkeit	83
Gebärmutter und Eierstöcke	85
Blase und Harnwege	87
Wertvolle Knochensubstanz	90
Herz und Kreislauf	93
Gesunde Venen	95
Angenehme Nachtruhe!	97

Die Hormonersatztherapie 99

Für wen kommt die HET in Frage?	100
Östrogenpräparate	102
Gestagenpräparate	104
Die Hormone STH und DHEA	105
Hormone im Alterungsprozess	107

Heilkräuter für Frauen 108

Pflanzen für die Wechseljahre	108

Hilfe durch Homöopathie 112

Das passende Mittel finden	112

Krisen besser bewältigen 114

Verschiedene Therapiemöglichkeiten	114
Kuren speziell für Frauen	118
Zurückhaltung bei Glückspillen & Co.	120

Zum Nachschlagen 124

Bücher, die weiterhelfen	124
Adressen, die weiterhelfen	124
Register	126
Impressum	128

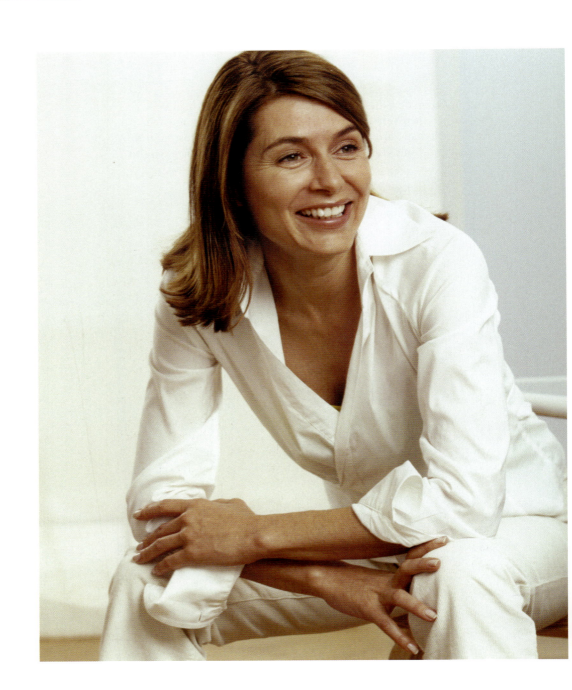

Ein Wort zuvor

Die Zeiten wandeln sich – was für ein Glück! Denn das bedeutet für uns Frauen in den »besten Jahren«, dass wir uns nicht mehr den überkommenen Vorstellungen vom Älterwerden beugen müssen. Die Gesellschaft wird aufgeschlossener, und auch wir selbst sollten lernen, Vorurteile, die uns einengen, abzuschütteln. Machen wir uns bewusst, dass wir mit zunehmendem Alter immer weiter wachsen und reifen und niemals stillstehen!

Eine Herausforderung sind die Wechseljahre trotzdem. Diese Zeit des Umbruchs sollten wir nicht einfach »irgendwie« hinter uns bringen, sondern wir sollten sie ausfüllen und gestalten – auf welche Weise, das bleibt jeder Frau natürlich selbst überlassen. In meiner Arbeit als Frauenärztin und Psychotherapeutin erfahre ich immer wieder, wie verunsichert manche Frauen diese Lebensphase angehen. Aufklärung und Wissen um die Zusammenhänge helfen da schon ein gutes Stück weiter zu mehr Selbstsicherheit und Selbstvertrauen in den eigenen Körper.

Dieses Buch soll Ihnen ein Begleiter sein, um gesund und mit einer positiven Einstellung durch die Wechseljahre zu kommen. Ich möchte Ihnen Tipps und Anregungen geben, wie Sie mit Sport, gesunder Ernährung, Phytoöstrogenen und Entspannungstechniken dafür sorgen können, dass Sie sich rundum wohl fühlen.

Natürlich treten manchmal Beschwerden auf, die Körper und Seele belasten, gerade in den Wechseljahren! Auch hier kann Ihnen dieses Buch eine Orientierung geben: Sie erfahren, auf welche Krankheitszeichen Sie achten sollten, wann Sie ärztliche Hilfe brauchen und wie Sie sich zusätzlich selbst helfen können.

Es ist bei Licht besehen kein Nachteil, dass Mutter Natur uns, anders als den Männern, neben der Möglichkeit, schwanger werden und Kinder gebären zu können, auch eine so enorme Wendephase zumutet – besser: zutraut. Wir Frauen erleben uns dadurch zwangsläufig viel bewusster, sowohl körperlich als auch seelisch. In diesem Sinne wünsche ich Ihnen guten Mut und Zuversicht für selbstgestaltete und selbstbestimmte Wechseljahre!

Dr. med. Ingeborg Lackinger Karger

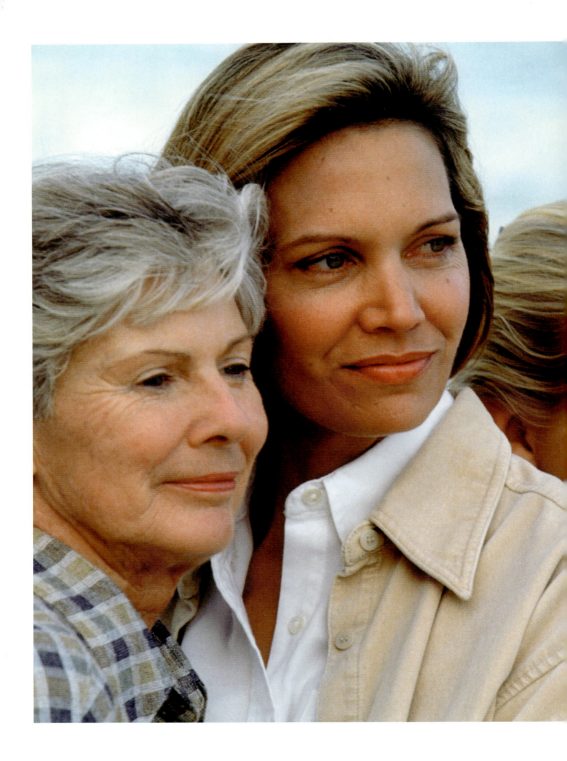

Zeit des Wandels

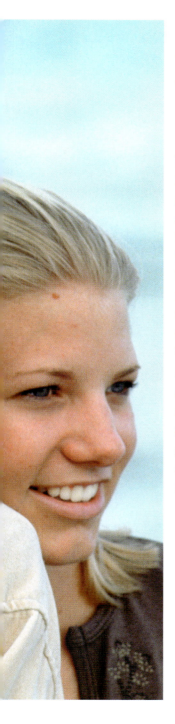

Es ist der natürliche Lauf des Lebens: Kindheit, Jugend, Berufs- und Familienjahre – und nun stehen die Wechseljahre bevor. Diese Lebensphase bedeutet für jede Frau eine Umstellung. Der Körper wandelt sich, die Seele reift und auch Partnerschaft, Familie und Bekanntschaften erfahren oft wesentliche Veränderungen. Veränderungen beunruhigen die meisten Menschen. Doch dazu gibt es keinen Anlass. Wenn Sie wissen, was in den Wechseljahren auf Sie zukommt, können Sie gelassen und unbefangen einem aufregenden neuen Abschnitt Ihres Lebens entgegensehen.

Neue Wege erkunden

Stufen auf der Lebensleiter

Als meine Mutter vor gut 30 Jahren in den Wechseljahren war, herrschten in der Gesellschaft noch ganz andere Ansichten. Damals gehörte man mit 50 zum alten Eisen. Ich glaube, für meine Mutter war es nicht einfach, plötzlich nicht mehr als »richtige Frau« zu gelten. Mir geht das heute anders. Meine Weiblichkeit lasse ich mir nicht nehmen. Ich finde, in vielem fängt das Leben jetzt erst richtig an. (Sabine, 50)

Frauen können sich in den Wechseljahren individuell sehr unterschiedlich erleben: Für die eine bedeutet es eine große Erleichterung, jugendlichen Schönheitsidealen nicht mehr entsprechen zu müssen und sich endlich ein paar Pfunde mehr leisten zu können. Die andere grämt sich über jedes neue Fältchen und versucht mit jugendlicher Kleidung und flotten Sprüchen, »ewig jung« zu erscheinen. Sie persönlich sehen diesen Lebensabschnitt möglicherweise wieder aus einer anderen Perspektive, nutzen vielleicht Ihre reiche Lebenserfahrung und Ihr in Beruf und Privatleben erworbenes Wissen. Eine Umstellung bedeutet diese Zeit jedoch für uns alle – ein Einschnitt und die Anregung, sich mit dem Älterwerden auseinander zu setzen. Für jede Frau bleibt es letztlich eine persönliche Aufgabe, ihre Wechseljahre zu gestalten, denn sie gehören ebenso zum Leben wie andere Phasen und sind nicht nur ein unvermeidlicher, sondern im besten Fall sogar ein willkommener Lebensabschnitt.

Eintritt in eine neue Lebensphase

> **WICHTIG**
> **Keine falsche Bescheidenheit!**
>
> Stellen Sie Ihr Licht nicht unter den Scheffel! In den Wechseljahren können Sie auf nahezu ein halbes Jahrhundert Lebenserfahrung zurückgreifen – ein Reichtum, den Sie ganz in sich investieren können. Sie müssen nicht mehr mühevoll ausprobieren – Sie wissen besser als je zuvor, wo es »lang geht«.

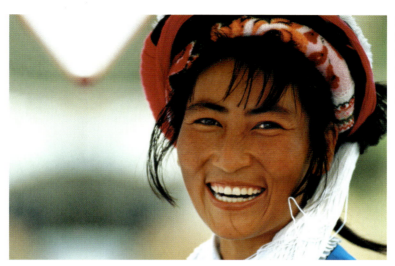

In vielen fernöstlichen Kulturen steigt mit dem Alter das Ansehen.

Kult der ewigen Jugend?

In unserer Kultur werden gerade Frauen stark an einem Jugendlichkeitsideal gemessen. Vielleicht geht es Ihnen selbst so: Obwohl Sie eigentlich eine ganz andere Einstellung zum Älterwerden anstreben, gelingt es Ihnen kaum, die gesellschaftlichen Vorstellungen abzuschütteln, denen zufolge nur attraktiv ist, wer frisch und jugendlich erscheint. Es scheint ein weiter Weg dorthin zu sein, das Älterwerden – und das beginnt doch genau genommen vom ersten Lebenstag an – als Quelle von Erfahrungen zu sehen, die sich in den Ausdruck eines Gesichtes einprägen und die Linien und Formen des Körpers eigenwillig zeichnen.

Erfahrungen nutzen

In anderen Kulturen sind solche Vorstellungen teilweise noch lebendig. Studien zeigen, dass in Indien, Indonesien und China die Frauen nach den Wechseljahren sogar einen höheren gesellschaftlichen Rang als jüngere genießen; und in verschiedenen Indianervölkern gelten Frauen erst nach dem Wechsel als gereift genug, um gegebenenfalls heilen und als Schamanin wirken zu dürfen. Wo solche Wertvorstellungen bestehen, kann es Frauen leichter gelingen, auch einmal Beschwerden in den Wechseljahren anzunehmen, denn sie verbinden damit nicht gleich Vorstellungen von Krankheit und Verfall. Im Gegenteil: Die Symptome des Klimakteriums weisen für diese Frauen auf die ersehnten Vorzüge des Älterwerdens hin.

Die positive Seite des Älterwerdens

Neue Wege erkunden

> ## Von Sprosse zu Sprosse
> Die Wechseljahre werden in der medizinischen Fachsprache »Klimakterium« genannt. Dieses Mischwort aus dem Griechischen und Lateinischen bedeutet zum einen »Leitersprossen«, zum anderen »Wendepunkt«. Ein anschaulicher Vergleich: Stufe für Stufe gelangen wir auf der Lebensleiter zu immer mehr Erfahrung und Weisheit. Und bekommen gleichzeitig eine Möglichkeit zur Wende geboten: von der Unruhe und Unstetigkeit der Jugend hin zu einem selbstbewussten Mitten-im-Leben-Stehen.

Anti-Aging oder Pro-Aging?

Dem Phänomen des Alterns auf der Spur

Interessant und wertvoll sind die Erkenntnisse eines relativ neuen Medizinzweigs, der Anti-Aging-Medizin. Hier haben sich Frauenärzte, Hormonforscher, Altersexperten und Sportmediziner zusammengetan, um Möglichkeiten zu entwickeln, auf wissenschaftlich gesichertem Weg den Jahren ein Schnippchen zu schlagen. Aber noch kommt diese Wissenschaft relativ schnell an ihre Grenzen. Wenn Sie beispielsweise eine Hormontherapie in Betracht ziehen sollten, so können Sie nicht zwangsläufig damit rechnen, auf diesem Weg zu Ihrem angestrebten Ziel zu gelangen. Überhaupt sind die Wirkungen einer solchen Therapie noch gar nicht abzuschätzen, da die hochpotenten Hormone zum Teil unvorhersehbare Risiken und Nebenwirkungen bergen.

Dennoch haben Sie vielfältige Möglichkeiten, das Älterwerden mit einer gesunden Lebensweise zu verlangsamen – und die sind noch dazu erstaunlich simpel: eine vollwertige Ernährung, ausreichend Bewegung, geistige Aktivität und soziales Engagement mit zuverlässigen Kontakten zu Freunden und Familie. Eins steht fest: Die Nebenwirkungen dieser Medizin sind eindeutig positiv, denn sie stabilisieren und fördern Körper und Seele – Pro-Aging sozusagen!

Auf eine gesunde Lebensweise kommt es an

Die Wechseljahre zeichnen sich ab

Der Kalender zeigt es nicht an und auch Ihre Handlinien nicht. Doch wenn Sie wissen, wann es bei Ihrer Mutter so weit war, gibt Ihnen das einen guten Hinweis, wann Ihre Wechseljahre beginnen könnten.

Die Wechseljahre zeichnen sich ab

Letzte Regel häufig genetisch vorbestimmt

Statistische Untersuchungen haben erwiesen, dass ein erblicher Faktor für den Zeitpunkt der letzten Regel eine Rolle spielt; dieser stimmt bei Mutter und Tochter zu 70 bis 87 Prozent überein.

Am Körper zeigen sich die Veränderungen oft am deutlichsten. Viele Frauen merken als Erstes, dass sie rundlicher werden. Auch die Periodenblutungen können häufiger kommen, stärker sein, manchmal treten Zwischenblutungen auf oder die Abstände zwischen den Tagen verlängern sich – alles Hinweise darauf, dass das Klimakterium beginnt. Die Funktion der Eierstöcke verändert sich. Die Hormonspiegel müssen sich allmählich auf ein neues Niveau einpendeln. Das kann viele Monate dauern.

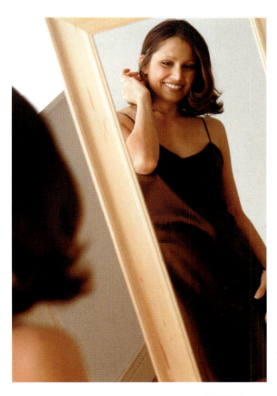

Oft Zeichen der Wechseljahre: Die Figur verändert sich.

Wechseljahre auf »Medizinchinesisch«

Mit den Wechseljahren verbinden sich einige wichtige Fachbegriffe, die Sie kennen sollten, um den Sprachgebrauch der Ärzte zu verstehen:

- Das **Klimakterium**, so heißen die Wechseljahre in der medizinischen Fachsprache, umfasst die Zeit zwischen dem 40. und 60. Lebensjahr – die gesamte Phase um den Zeitpunkt der letzten Blutung herum.
- **Menopause** wird das endgültige Ausbleiben der Periodenblutung genannt. Im Durchschnitt tritt sie im Alter von 52 Jahren ein.
- **Prämenopause** nennt man die Jahre vor, **Postmenopause** die Jahre nach der Menopause. Die Zeit unmittelbar vor und nach der letzten Regelblutung heißt **Perimenopause**.
- Als vorzeitig wird die Menopause angesehen, wenn sie vor dem 40. Lebensjahr eintritt, als spät gilt sie nach dem 55. Lebensjahr.

Typische Anzeichen

Die Symptome der Wechseljahre entstehen als Folge der schwankenden Hormonspiegel, die noch nicht ihr neues, tieferes Niveau erreicht und sich stabilisiert haben. Sie sind kein Anzeichen dafür, dass etwas grundsätzlich nicht stimmt, und krankhaft sind sie nur dann, wenn sie Ihren Alltag schwer belasten. Typische Symptome sind diese:

Alles ganz normal

- Die Periodenblutungen treten unregelmäßig, verstärkt, häufiger oder seltener auf.
- Auch fliegende Hitzen, also Hitzewallungen und Hautrötungen, können auftreten: Sie steigen vom Dekolleté über den Hals in den Kopf und sind ebenso schnell wieder verschwunden, wie sie kamen.
- Nächtliche Schweißausbrüche können zu Schlafstörungen führen.
- Zeitweiliges Herzrasen oder verstärktes Herzklopfen tritt oft in Kombination mit Hitzewallungen auf.
- Wenn Sie vermehrt unter Kopfschmerzen oder Migräne zu leiden beginnen, kann das ebenfalls ein Anzeichen für die Wechseljahre sein.
- Die Schleimhäute (vor allem in der Scheide) werden empfindlicher.
- Sie haben stärkeres oder geringeres sexuelles Verlangen als zuvor.
- Sie sind möglicherweise reizbarer und sensibler und leiden unter Stimmungsschwankungen – ähnlich wie in der Pubertät von »himmelhoch jauchzend« bis »zu Tode betrübt«.

Hitzewallungen können den Schlaf empfindlich stören.

Test: Sind Sie schon in den Wechseljahren?

Wenn Ihre Perioden nicht mehr im gleichmäßigen Rhythmus kommen oder Sie wissen, dass Ihre Mutter in Ihrem Alter allmählich in den Wechsel kam, kann dieser Test genauere Hinweise geben.

In der letzten Zeit geht es mir häufiger als früher so:

Aussage	ja	nein
Ich bin gereizt, nervös, launisch.	1	0
Ich fühle mich erschöpft und kraftlos.	1	0
Ich bin ängstlich und angespannt.	1	0
Ich bin allgemein und auch sexuell lustlos.	1	0
Ich kann mich schlecht konzentrieren.	1	0
Ich habe oft Hitzewallungen, auch nachts.	3	0
Ich schlafe schlechter als früher.	2	0
Meine Haut ist trockener und empfindlicher.	2	0
Trotz Lust wird die Scheide nur sehr langsam feucht.	3	0
Ich fühle mich unangenehm älter als früher.	1	0

Ergebnis

▶ **0–5 Punkte:** Sie sind noch nicht in den Wechseljahren oder stehen erst an deren Beginn. Wenn Ihre Beschwerden ausschließlich psychisch sind, können auch Stress und Überlastung die Ursache sein.

▶ **6–10 Punkte:** Sie sind offenbar bereits in den Wechseljahren, doch keine Sorge, Ihre Symptome liegen im Bereich des Normalen. Überwiegen Ihre psychischen Symptome, suchen Sie gezielt Entlastung vom Stress.

▶ **11–16 Punkte:** Alles deutet auf die Wechseljahre hin – und Ihre Beschwerden sind beträchtlich. Lassen Sie sich ärztlich beraten; so wie jetzt muss es nicht bleiben!

Psychische Symptome: eventuell stressbedingt

Hormonelle Veränderungen

Eine Freundin hat mir erzählt, dass bei ihr mit Anfang 50 die Periode von einem Zyklus auf den anderen ausblieb. Bei mir war es anders: Mit Mitte 40 verzögerten sich erst die Blutungen, dann blieben sie monatelang weg und waren plötzlich wieder ganz regelmäßig. Heute habe ich nur noch Schmierblutungen und ein Spannungsgefühl im Bauch, wenn die Regel fällig wäre. (Christine, 49)

Die erste wichtige Wechselphase in Ihrem Leben als Frau war die Pubertät. In dieser Zeit pendelte sich Ihr Monatszyklus ein: Alle 23 bis 32 Tage – individuell unterschiedlich – konnten Sie seither damit rechnen, dass Ihre Blutung beginnen und einige Tage anhalten würde. Und zwischen den Tagen der Blutung lag der Eisprung, der Ihnen bei Befruchtung zu einer Schwangerschaft verhelfen konnte.

Der bisherige Monatszyklus

Diese Regel stellt sich nun um. Denn die Sexualhormone werden bald nicht mehr für die komplexen Vorgänge rund um die Fruchtbarkeit gebraucht. Um sexuelle Lust und Lebensfreude erleben zu können, reichen auch niedrigere Hormonkonzentrationen als die der Jugendjahre.

Hormone – eng vernetzte Spezialisten

Allerdings sind es nicht die »typisch weiblichen« Hormone Östrogen und Progesteron allein, die etwas mit den Veränderungen in den Wechseljahren zu tun haben. Vielmehr stehen die Sexualhormone in enger Zusammenarbeit mit den so genannten Steuerungshormonen aus dem Gehirn, die über einen Regelkreis den gesamten Hormonhaushalt regulieren. Diese Steuerungskreisläufe sind hochkomplex verschaltet; sie beeinflussen alle hormonbildenden Organe und sind selbst für Fachleute nicht eben einfach zu durchschauen.

Zentrale im Gehirn

> **WICHTIG**
> ### Doch noch schwanger?
> Im Lauf der Wechseljahre kommen immer weniger Eizellen zur Reifung. Nach dem 45. Lebensjahr tritt zwar noch bei vielen Zyklen ein Eisprung auf, aber eine Befruchtung und Schwangerschaft ist mit einer Chance von 0,2 Prozent relativ unwahrscheinlich.

Hormonelle Veränderungen

Hypothalamus und Hypophyse
▶ Im Hypothalamus, einer bestimmten Hirnregion, wird das Steuerungshormon Gonadotropin-Releasing-Hormon (GnRH) freigesetzt, das über den Blutkreislauf in die Hirnanhangsdrüse (Hypophyse) geleitet wird. Dort löst es die Produktion und Freisetzung von zwei weiteren wichtigen Steuerungshormonen, dem follikelstimulierenden Hormon (FSH) und dem luteinisierenden Hormon (LH) aus.
▶ Das FSH bewirkt in den Eierstöcken die Reifung von Eibläschen (Follikeln). Diese produzieren Östrogen; dadurch steigt der Östrogenspiegel im Blut. Der Spiegel wird vom Gehirn registriert und die FSH-Bildung gedrosselt. Gleichzeitig regt der erhöhte Östrogenspiegel die Bildung von LH an. Mehr LH im Blut führt schließlich zum Eisprung.

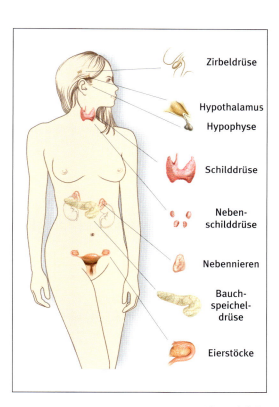

▶ In der nach dem Eisprung leeren, gelblichen Eihülle entsteht Gelbkörperhormon (Progesteron), das im Fall einer Befruchtung die Einnistung des Eis und seine weitere Entwicklung fördert. Kommt es nicht zur Befruchtung, sinken Östrogen- und Progesteronspiegel im Blut ab, und die Periodenblutung beginnt. Sinkende Östrogenspiegel regen wiederum das Gehirn zu neuer Hormonproduktion an und der Monatskreislauf beginnt von neuem.

Die endokrinen Drüsen sind die Hormonfabriken des Körpers.

Der Zyklus in den Wechseljahren

Die Östrogene sinken ab
In den Wechseljahren haben die Eierstöcke die meisten Eibläschen verbraucht und ihre Hormonproduktion geht zurück. Die Folge sind sinkende Östrogenspiegel im Blut. Das Gehirn reagiert mit einer gesteigerten Bildung der Steuerungshormone LH und FSH, doch die

Eierstöcke können darauf nicht mehr antworten. Wegen der niedrigen Östrogenspiegel im Blut stellt die Gebärmutter im Laufe der Zeit die Menstruationsblutungen ein: Die Menopause tritt ein.

Doch keine Sorge, auch nach dem Wechsel bleiben Ihnen noch genug Hormone! Erstens produzieren die Eierstöcke weiter, nur in deutlich geringerem Maß. Und zweitens: Im Fettgewebe entsteht ein chemischer Verwandter des Östrogens – das Östron – durch Umwandlung aus dem auch bei Frauen vorhandenen männlichen Hormon Androstendion. So fängt Ihr Organismus den natürlichen Östrogenmangel der Wechseljahre zum Teil wieder auf. Eben deshalb sind gerade jene Fettpölsterchen so wichtig, die in den Wechseljahren selbst bei Diät aus gutem Grund nicht weichen mögen. Hungern Sie besser nicht gegen diese wichtige Östrogenquelle an. Das soll aber andererseits kein Vorwand für gesundheitsschädigendes Übergewicht sein!

Auf Hungerkuren besser verzichten

Warum Östrogene so wichtig sind

Die Östrogene sind im Organismus der Frau – und in geringerem Umfang auch beim Mann – von großer Bedeutung. Einerseits haben sie eine wichtige Aufgabe im Fruchtbarkeitszyklus der Frau, andererseits bedeutsame Aufbauwirkungen auf andere Organe.

Östrogene haben vielfältige Aufgaben

- Östrogene fördern die Durchblutung und den Flüssigkeitshaushalt aller Gewebe.
- Sie setzen Wachstums- und Aufbauprozesse in Gang.
- Sie beschleunigen Stoffwechsel- und Verdauungsprozesse.
- Sie steigern den Blutdruck.
- Auch für die seelische Balance spielen sie eine Rolle, denn sie können die Stimmung heben.

Die weiblichen Hormone sind darüber hinaus in ein enges Netzwerk mit anderen Hormonen und Übermittlerstoffen des Nervensystems (Neurotransmitter) eingebunden. Sie arbeiten eng mit dem Stoffwechsel der Schilddrüse zusammen und beeinflussen die Nebennierenhormone, zum Beispiel das Hormon Cortisol, dessen Aufgabe unter anderem darin besteht, Entzündungsvorgänge im Körper zu unterdrücken. Auch mit den Stresshormonen wie Adrenalin und Noradrenalin sind die weiblichen Hormone vernetzt. Sogar die körpereigenen Morphinstoffe, die Endorphine, die für Wohlbefinden und Schmerzfreiheit sorgen, werden von den Sexualhormonen angeregt – und umgekehrt.

Enge Zusammenarbeit mit anderen Hormonen

Hormonelle Veränderungen

Erröten, schwitzen, frösteln – die fliegende Hitze

Manchmal hätte ich aus der Haut fahren können! Ich war nervös und kribbelig und mir schoss eine Hitze in den Körper, dass ich mich am liebsten komplett entblättert hätte – was natürlich nicht geht, wenn man gerade im Büro ist. Zuerst habe ich mir mit Hausmitteln zu helfen versucht, und als das nicht wirkte, habe ich für eineinhalb Jahre Hormone genommen – dann hatte ich's geschafft. (Antje, 56)

Lästige Hitzewallungen

Das ist typisch für die Wechseljahre: Ihr Herz beginnt zu klopfen und plötzlich schießt Ihnen eine heiße Welle vom Hals hoch in den Kopf und in den gesamten Körper. Sie erröten, Schweiß bricht aus und mit Frösteln und Frieren verschwindet nach wenigen Minuten die fliegende Hitze wieder – wie der Name es so bildhaft sagt. Hitzewallungen setzen häufig schon vor der Menopause ein und zwei Drittel aller Frauen leiden noch nach der Menopause darunter, vor allem nachts. Der Schlaf und die erholsamen Traumphasen können dadurch empfindlich gestört werden.

Das Sinken des Östrogens ist schuld

Genau weiß man es noch nicht, doch vermuten Experten, dass plötzliche Östrogenschwankungen die Ursache für Hitzewallungen sind. Sinkt der instabile Östrogenspiegel plötzlich stark ab, deutet dies der Organismus als Östrogenentzug. Dies setzt eine Kettenreaktion in

Ursache der fliegenden Hitze

Es geht auf die Nerven

In den Wechseljahren steigen die Spiegel der Steuerungshormone im Gehirn an (Seite 14). Gleichsam als Nebeneffekt sinkt die Menge an Endorphin im Gehirn ab. Niedrige Spiegel dieser Stimmungshormone verursachen nicht nur Niedergeschlagenheit, sondern haben ihrerseits Einfluss auf die Überträgersubstanzen (Transmitter) des Nervensystems, wie Dopamin und Serotonin. Diese Stoffe regulieren die Stimmung zwischen den Extremen Euphorie und Depression und sind auch für das vegetative Nervensystem zuständig. Ein instabiles Nervenkostüm aber kann Hitzewallungen und Schweißausbrüche, Herzklopfen, Schwächegefühle und andere vegetative Beschwerden noch verstärken.

Gang: Sinkende Östrogenspiegel reizen das Temperaturzentrum im Gehirn. Das missversteht der Organismus als Überhitzung und verstellt den Temperaturrichtwert wie einen Thermostaten im Gehirn um einige Grad nach unten. Um die scheinbare Überhitzung wieder abzubauen, bildet der Körper vermehrt das Stresshormon Adrenalin. Das bewirkt einen schnelleren Herzschlag, Erweiterung der Blutgefäße in der Haut und Schwitzen: alles natürliche Reaktionen, um sich abzukühlen, doch in diesem Fall eigentlich unnötig.

Bei stark beeinträchtigenden Hitzewallungen können Sie von einer ärztlich verordneten und individuell dosierten Hormonersatztherapie (Seite 99) auf jeden Fall wirksame Hilfe erwarten.

Treten solche Wallungen jedoch schon vor dem 45. oder noch nach dem 60. Lebensjahr auf, sollten Sie unbedingt Ihre Schilddrüsenhormone untersuchen lassen, um eine Schilddrüsenüberfunktion als Ursache auszuschließen.

Denken Sie auch an die Schilddrüse

Ihre Gestalt wandelt sich

Wenn sich im Lauf der Wechseljahre Ihr Körper verändert, so ist das nur zum Teil auf die Veränderungen im Hormonhaushalt zurückzuführen. Zum anderen Teil kann es sich auch um normale Altersveränderungen handeln, die manchmal schon nach dem 30. Lebensjahr dezent beginnen, in den Wechseljahren dann einfach unübersehbar werden und deshalb oft fälschlicherweise dem Klimakterium zugeschrieben werden. Diese körperlichen Zeichen des Älterwerdens, wie Falten, ergrauendes Haar, größeres Ruhebedürfnis, leichtere Ermüdbarkeit und Eingrenzung auf Wesentliches, mögen Sie vielleicht als Beschränkung oder Nachteil empfinden. Sie sollten sie aber keinesfalls allein auf »die Hormone« zurückführen. Aus dieser Warte betrachtet, läge es nahe, die Wechseljahre als reine Mangelerscheinung anzusehen und sich durch Hormonpillen Jugendlichkeit und attraktive Weiblichkeit erhalten zu wollen. Doch das ist und bleibt ein Trugschluss.

Ihre Erscheinung – anders als vor 20 Jahren

Haut und Haare

Es ist nicht zu leugnen: Die Jahre zeichnen ihre Spuren auf die Haut. Von der zarten Babyhaut bis in die 30er reift die Haut zunächst langsam – von den Turbulenzen der Pubertät einmal abgesehen. Doch sind

Ihre Gestalt wandelt sich

schon erste Alterungszeichen zu sehen: Kleine Fältchen in der etwas trockeneren Haut bleiben und besonders nach Stress braucht die Haut Ruhepausen und mehr Pflege. In den Wechseljahren vertiefen sich die Falten – vor allem die Mimikfalten, die so viel Typisches für die Person erkennen lassen.

Östrogene – ein natürlicher Hautschutz

Frauen haben von Natur aus zartere Haut als Männer – dank der Östrogene. Ihre Haut kann aus diesem Grund auch mehr Feuchtigkeit speichern und hat deshalb ein jugendlicheres und frischeres Aussehen, zumindest in den ersten Lebensjahrzehnten. Mit dem Absinken der Östrogenproduktion jedoch gleichen sich Frauen- und Männerhaut einander an. Die Elastizität der Haut, ihre Fähigkeit zur Speicherung von Feuchtigkeit, ihr Gehalt an den Eiweißstoffen Kollagen und Elastin vermindern sich.

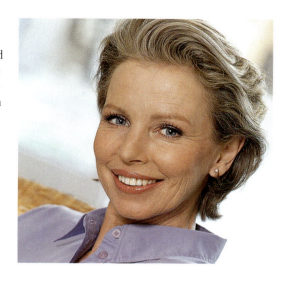

Mimikfalten sind ein Spiegel der Persönlichkeit.

Strandurlaub mit Folgen

Das stabilisierende Netz von Eiweißfasern in der Haut kann durch übermäßige UV-Einwirkung aus Sonnenlicht oder Sonnenbank noch zusätzlich geschädigt werden. Meiden Sie daher exzessives Sonnenbaden – Sie handeln sich damit nur vorzeitige Falten ein. Mit den Jahren wird die Haut ohnehin sehr sonnenempfindlich, da sie durch immer weniger Melanozytenpigment geschützt ist.

Falten entstehen in den Wechseljahren übrigens auch deshalb, weil die Produktion der Talgdrüsen nachlässt und die Haut dadurch stärker austrocknet. Außerdem sinkt mit zunehmendem Alter die Regenerationsfähigkeit der Haut, daher heilen Wunden langsamer ab.

Störrische Silberfäden

Ihre ersten grauen Haare haben Sie sich vielleicht noch einzeln ausgezupft. Doch die Mühe lohnt sich auf Dauer nicht, denn mit den Jahren nehmen die hellen Strähnen immer mehr überhand. Auch die Struktur des Haares verändert sich; es wird trockener und spröder, verliert etwas von seiner Sprungkraft, wird unter Umständen auch insgesamt dünner. Wenn Ihre Haare nun nicht mehr so gut wie früher liegen – probieren Sie es doch mal mit einer neuen Frisur!

Gesunde Pfunde

Gehören Sie auch zur Mehrheit der Frauen, für die es in den Wechseljahren immer schwieriger wird, das bisherige Körpergewicht zu halten? Mit Diäten und sportlicher Betätigung lässt sich daran nur begrenzt etwas ändern. Denn jenseits der Lebensmitte brauchen Sie weniger Kalorien, weil sich der Stoffwechsel verlangsamt, und Sie nehmen deshalb schneller zu.

Generell bekommt die weibliche Figur im Lauf der Jahre andere Proportionen: Die Brüste werden fülliger und schwerer, die Taille gewinnt an Umfang und der Bauch rundet sich. Die Oberschenkel dagegen werden schmaler und der Po wird flacher.

Die Kleidergröße kann sich ändern

Warum sich die Figur verändert

Es kommt gewiss nicht von ungefähr, dass Ihre Körperformen sich im Lauf der Zeit verändern und die Pölsterchen sich jetzt allen Diätversuchen widersetzen: Denn in den Wechseljahren verändert sich die Verteilung der Fettzellen. Das ist physiologisch gesehen sehr sinnvoll, da in den Fettpolstern Androgene in Östron umgewandelt werden und auf diese milde Weise das Absinken des Östradiols aus den Eierstöcken abgefedert wird (Seite 16).

Das Maßband hilft beim Ermitteln des Figurtyps.

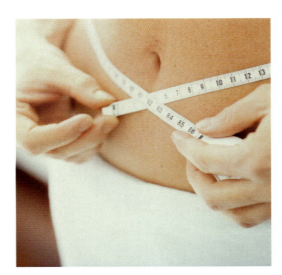

Wertvolle Fettpölsterchen

Apfel- oder Birnentyp?

Ob Ihre Figur eher dem Apfel- oder dem Birnentyp zuneigt, davon können Sie sich mit Hilfe des Taille-Hüft-Verhältnisses

> **TIPP!**
>
> ### Der Body-Mass-Index
>
> Die Ernährungswissenschaft rät heute dazu, das Normalgewicht nicht mehr nach Gewichtstabellen, sondern nach dem Body-Mass-Index (BMI) zu bestimmen, der mehr Aussagekraft hat als die frühere Berechnung des Normalgewichts nach der Regel »Körpergröße minus 100«. Sie können Ihren BMI mit dieser Formel ermitteln:
>
> $$BMI = \frac{Körpergewicht\ (kg)}{Körpergröße\ (m)^2}$$
>
> Wenn Sie beispielsweise 1,70 Meter groß sind und 65 Kilo wiegen, beträgt Ihr BMI 65 : (1,70 x 1,70) = 22,5
> Damit liegt Ihr Körpergewicht im grünen Bereich, denn mit einem BMI zwischen 19 und 25 ist Ihr Gewicht normal. Mit einem BMI unter 19 besteht Untergewicht, mit einem BMI über 25 leichtes und über 30 deutliches Übergewicht.

eine Vorstellung verschaffen. Das Taille-Hüft-Verhältnis (auf Neudeutsch oft auch »Waist to Hip Ratio«, kurz WHR, genannt) ist ganz leicht errechenbar:

Taillenumfang geteilt durch Hüftumfang an der breitesten Stelle

Warum das Taille-Hüft-Verhältnis so wichtig ist? Weil es zu einem gewissen Grad das persönliche Risiko für Herz-Kreislauf-Erkrankungen anzeigen kann. Liegt der Wert bei einer Frau nämlich über 0,85, ist das Risiko erhöht, sofern sich an Bauch und Taille vermehrt Fettpölsterchen angesiedelt haben (Apfeltyp). Generell ist für Frauen die gesündeste Figur die Birnenform mit einem eher schlanken Oberkörper und einer Taille mit rundlichen Hüften.

Vorsicht bei Neigung zum Apfeltyp

Das ideale Körpergewicht

Wenn der BMI zu hoch ist

Es ist zur Genüge bekannt: Übergewicht schadet der Gesundheit. Überflüssige Pfunde können zu Zuckerkrankheit (Diabetes), Herzmuskelschwäche und Bluthochdruck führen und durch die Last des unnötigen Gewichts auch noch den natürlichen Gelenkverschleiß (Arthrose) beschleunigen. Übergewicht geht zudem mit einem erhöhten Cholesterinspiegel einher. Die gefährlichen Folgen: Gefäßverkalkung, Herzinfarkt und Schlaganfall.

Doch auch Untergewicht ist, gerade in reiferen Jahren, mit deutlichen gesundheitlichen Risiken verbunden, insbesondere mit der Gefahr einer Osteoporose (Seite 90). Selbst wenn es also Ihrem Schönheitsideal zunächst nicht entspricht: Versuchen Sie nicht, sich mit quälenden Diäten eine scheinbar jugendliche Figur zu erhalten. Den Stress ist es nicht wert! Die Wissenschaft hat außerdem längst festgestellt: Unter- und »ideal«-gewichtige Frauen haben mehr Wechseljahresbeschwerden als Frauen mit vier bis acht Kilogramm über dem Gewicht vor dem Klimakterium. Besonders schädlich und anstrengend ist es, immer wieder Diäten zu versuchen, weil diese meist in Frustration und erneuter Gewichtszunahme enden: Der berühmte Jo-Jo-Effekt schlägt zu. Viel besser fahren Sie, wenn Sie Ihren Grundumsatz steigern – und dazu verhilft Ausdauersport (Seite 42) in Kombination mit gesunder, vollwertiger Ernährung (Seite 66). Wenn Sie Ihre Figur auf diese gesunde Weise in Form halten, brauchen Sie nicht mit verstärkten Beschwerden in den Wechseljahren zu rechnen.

Ausdauersport ist das beste Mittel, »in Form« zu bleiben.

Die Seele stellt sich um

Körperliches und Seelisches wirken zusammen – das lehrt nicht nur die Psychosomatik, sondern vor allem die Alltagserfahrung. Frauen im Wechsel geht es wirklich manchmal ähnlich wie jungen Mädchen in der Pubertät: schnell belastet, gereizt, labil und verunsichert. Aber die seelischen Belastungen sind nicht so groß, wie Vorurteile darüber glauben machen. Laut einer großen Studie kommt es in den Wechseljahren beispielsweise nicht häufiger zu krankhaften Depressionen als in jüngeren Jahren; etwa zehn Prozent der Frauen sind davon betroffen.

Seelisches Auf und Ab

Wechselbad der Gefühle

Doch was macht Frauen im Wechsel so anfällig für Stimmungsschwankungen? Es sind wieder einmal die Östrogene, die wegen ihrer engen Vernetzung mit den Stresshormonen und Botenstoffen des Nervensystems Einfluss auf das Gefühlsleben nehmen können. Sie haben eine zwar schwache, aber dennoch nachweisbare stimmungshebende (eu-

Die Östrogene sind's

Die Seele stellt sich um

> **Ausgleich durch Bewegung**
>
> Bewegung kräftigt nicht nur den Körper, vertreibt Hitzewallungen und Schlaflosigkeit, sondern hebt auch die Laune. Eine halbe Stunde Sport steigert im Organismus die Produktion von Endorphinen: Diese Botenstoffe lösen Wohlbefinden aus und stabilisieren die Stimmung.

phorisierende) Wirkung. Schwankungen der Hormonspiegel lösen über diesen Zusammenhang dann Stimmungswechsel aus. Umgekehrt haben Stress, Müdigkeit, Kopfschmerzen und körperliche Krankheiten ihrerseits einen destabilisierenden Einfluss auf den Östrogenhaushalt.

Teilen Sie Ihre Sorgen mit einem vertrauten Menschen.

Im Gespräch Entlastung finden

Es geht aufs Gemüt

Es besteht gewiss kein Grund zur Sorge – doch mit seelischen Durchhängern sollten Sie lieber rechnen, um gegebenenfalls darauf reagieren zu können.

▶ Familiärer und beruflicher Stress, Probleme in der Partnerschaft oder allgemein die Umstellung auf die neue Lebensphase können in den Wechseljahren unter Umständen zu einer starken Belastung werden.

▶ Auch Ängste können aufs Gemüt schlagen: Sorge um das Fortkommen der Kinder, Trennungsangst, Sorge um den Arbeitsplatz, die bange Frage nach der eigenen Attraktivität, die Konkurrenz mit Jüngeren, die Angst vor Krankheit und Gebrechlichkeit im Alter.

▶ Vielleicht enttäuscht es Sie auch, dass Ihnen Ihr Partner, die Familie und Freunde in der Zeit Ihrer seelischen Wechselbäder keine allzu

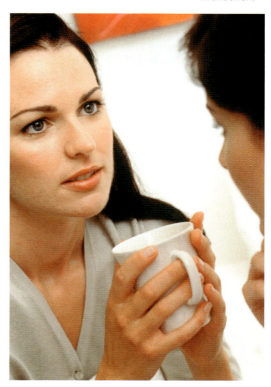

große Stütze sind. Das mag daran liegen, dass manchen Ihrer Mitmenschen das Verständnis für Ihre besondere Lage fehlt.

Suchen Sie in jedem Fall ein offenes Gespräch. Das hilft sowohl Ihnen als auch den anderen, mit der Situation besser fertig zu werden. Gesprächspartner kann zum Beispiel Ihr Lebenspartner oder eine andere vertraute Person sein. Sie können aber auch Anschluss an eine Selbsthilfegruppe (Seite 74) suchen oder eine Gesprächstherapie (Seite 114) anstreben. Oft reichen schon wenige Gespräche, um sich mit anderen Augen zu sehen und sich seelisch wieder zu stabilisieren.

Die Aussprache suchen

Anders fruchtbar

Bedauern Sie leise das Ende Ihrer Fruchtbarkeit? Sie können sich mit einem schönen Gedanken trösten: Die Fruchtbarkeit der Postmenopause ist eine andere. Sie lebt in der Beziehung zu anderen Menschen, im geistigen Austausch, im gemeinsamen Genuss von Zärtlichkeit und Lust, in gegenseitiger Anregung und persönlicher Entwicklung. Wenn Sie sich lange Jahre erfolglos ein Kind gewünscht hatten, kann der endgültige Abschied von der körperlichen Fruchtbarkeit indes für Sie sehr schwer sein. Auch in diesem Fall könnte es sinnvoll sein, sich einer Selbsthilfegruppe anzuschließen. Dort können Sie Ihre Erfahrungen mit anderen Frauen teilen. Sie können Ihre Zuwendung aber auch anderen Kindern schenken: Junge Familien im Freundeskreis, in der Verwandtschaft oder Nachbarschaft freuen sich vielleicht über »adoptivmütterliche« Zuwendung und Hilfe.

Kinderbetreuung einmal anders

Lust und Liebe

In unserer Ehe war Sex jahrelang nur ein Randthema. Durch Beruf und Familie blieb uns ja kaum Zeit dafür; höchstens im Urlaub und an den seltenen Wochenenden, wenn die Kinder mal bei Oma und Opa waren. Doch seit dem Wechsel hat sich etwas verändert: Manchmal habe ich so starke Lust auf meinen Mann wie schon seit Jahren nicht mehr. Dann wieder will ich bloß allein sein und in Ruhe gelassen werden. (Jutta, 55)

Lust und Liebe sind wichtige Kraftquellen in jedem Lebensalter. Für viele Frauen ist die Zeit nach der Menopause sexuell eine Zeit der Befreiung, um sich ungestört und mit dem Wissen der Jahre erotischer

Lust und Liebe

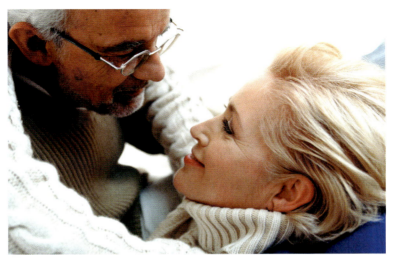

Das Bedürfnis nach Liebe und Zärtlichkeit ist altersunabhängig.

Erfahrung Wünsche zu erfüllen. Diese Seite der Wechseljahre ist manchen vielleicht völlig neu. Das mag daran liegen, dass uns althergebrachte Vorurteile im Weg stehen, die Lust nur mit Jugendlichkeit in Verbindung sehen.

Sex und Zärtlichkeit: in jedem Alter ein Thema

Die Einstellung zur Sexualität und was jede Frau daraus macht, hängt in hohem Maße von der eigenen Haltung ab. Dabei spielt es eine große Rolle, was frau von sich selbst denkt, wie ihr Selbstwertgefühl und ihr Selbstbewusstsein aussehen – und wie dies mit der Haltung des Partners zusammenpasst. Wer in jungen Jahren Freude am phantasievollen erotischen Spiel entwickelt, wird auch später die Sexualität mehr als umfassendes geistig-körperliches Vergnügen verstehen denn als ausschließliche geschlechtliche Befriedigung. Das haben wissenschaftliche Untersuchungen belegt. Wie es einmal ein Sexologe formulierte: »Unser wichtigstes Sexualorgan ist das Gehirn!« Und das öffnet ein weites Feld an persönlichen Möglichkeiten. Lebenserfahrung gepaart mit Neugierde und Lust am Spiel sind *die* Säulen für ein beglückendes Sexualleben. Und Lust erschöpft sich nicht allein im Sex. Zärtlichkeiten, Aufmerksamkeit füreinander im Alltag und intensive Zuwendung sind vielen Paaren letztlich wesentlich wichtiger.

Kuscheln und zärtlich sein

Gewiss, vor Langeweile ist nichts gefeit, auch die Liebe nicht. Manchen Paaren wird bezeichnenderweise erst bewusst, welcher Trott sich zwischen ihnen eingeschlichen hat, wenn sie wieder allein miteinander leben. Sind die Kinder aus dem Haus, bleibt plötzlich viel mehr Zeit füreinander – zum Erstaunen oder gar zum Schrecken mancher Partner. Doch das kann auch ein heilsames Erwachen bedeuten: eine Chance, sich wieder neu kennen zu lernen.

Partnerschaft auf eingefahrenen Gleisen?

Wenn das Verlangen nachlässt

Probleme beim Sex beziehen Frauen leider viel zu häufig allein auf sich. Dabei können ganz unterschiedliche Gründe vorliegen:
▶ Es kann zum Beispiel daran liegen, dass der männliche Partner mit den Jahren immer langsamer »in Fahrt« kommt – was übrigens völlig normal ist. Bei vielen Männern jenseits der 50 dauert es bis zu zwölf Stunden, bis nach dem Sex eine erneute Erektion entstehen kann. Das kann für einen Mann sehr kränkend sein, vor allem wenn er sich einer sexuell aktiven und begehrenden Frau gegenüber sieht. Manche Frauen ziehen sich dann aus übertriebener Rücksicht zurück, um ihren Partner vor der Einsicht in seine vermeintliche »Schwäche« zu schonen. Vor allem Paare, bei denen es in der Sexualität immer perfekt funktionieren musste, können dann ohne klare Aussprache langfristig Schwierigkeiten miteinander bekommen.
▶ Manchen Frauen verursacht der Vaginalverkehr jenseits der Wechseljahre Beschwerden, weil Dicke, Feuchtigkeit und Durchblutung der Scheidenschleimhaut östrogenabhängig sind: Sinken die Östrogene stark ab, kann die Scheidenschleimhaut dünn und verletzlich werden.
▶ Auch Überanstrengung, chronische Überarbeitung und depressive Niedergeschlagenheit können Probleme beim Sex verursachen – bei beiden Partnern. Das hat dann aber mit dem Alter nichts zu tun. Eben-

Es muss nicht immer perfekt klappen

> **TIPP!**
> ### Mehr Lust beim Sex
> Regelmäßiger Sex oder Masturbation etwa einmal wöchentlich erhalten die Elastizität und Feuchtigkeitsproduktion der Scheide. Auch regelmäßiges Beckenbodentraining kräftigt und strafft die Scheide und fördert Ihr sinnliches Vergnügen (Seite 57).

so können Medikamente und Drogen die Lust abstumpfen, zum Beispiel zu hoch dosierte Östrogene, blutdrucksenkende Mittel, Antidepressiva, Beruhigungs-, Schmerz- und Aufputschmittel, Alkohol, Nikotin und Koffein. Klären Sie dies mit Ihrem Arzt oder Ihrer Ärztin.

Männer in den Wechseljahren

Man(n) würde ja gern, aber…

Die sichtbaren Alterserscheinungen treffen Männer nicht viel anders als Frauen. Männer neigen jedoch eher dazu, ihre Falten und den unübersehbaren Haarausfall als Zeichen der Reife zu deuten und die fülliger werdenden Formen damit zu entschuldigen, dass ihnen der Beruf keine Zeit zum Sport lässt. Manche versuchen auch, die Anzeichen des Älterwerdens zu kaschieren. Abenteuerreisen, junge Freundinnen, ein sportliches Auto, Selbstfindungsseminare, eine neue Ehe oder ein Kind als Beweis der Manneskraft sollen über die Enttäuschung hinweghelfen, nicht auf immer stark und potent sein zu können. Organisch verändert sich in den Jahren zwischen 40 und 60 für Männer körperlich ähnlich viel wie für Frauen. Mit einem Unterschied: Die Fruchtbarkeit bleibt bis in die 70er erhalten. Die Potenz und die Lust nach Liebe allerdings lassen schon nach dem 30. Geburtstag allmählich nach, also viel früher als bei Frauen. Das wirkt bei manchen seelisch wie ein »Schlag unter die Gürtellinie«. Doch beweist es auch die Wissenschaft: Mit 20 denken Männer noch alle halbe Stunde an Sex, mit 30 noch etwa alle zwei Stunden und ab 40 tagelang an ganz andere Dinge…

Weißes Haar als Zeichen interessanter Reife – warum soll das nur für Männer gelten?

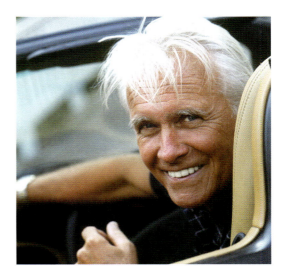

Veränderungen annehmen

Sinkende Hormonspiegel

Ursache der Andropause, wie die männlichen Wechseljahre genannt werden, ist die nachlassende Produktion von Testosteron, DHEA und Wachstumshormon. Diese Hormone sorgen – ähnlich den Östrogenen – für Vitalität, Muskelkraft, Lustgefühle und allgemeine körperliche und seelische Spannkraft. Doch nur ein Bruchteil der Männer hat einen messbaren Mangel an Hormonen, der mit einer Hormonersatztherapie (Seite 99) behandelt werden müsste.

Für Männer gilt im Grunde Ähnliches wie für Frauen. Das Wichtigste ist, sich der Tatsache zu stellen, dass niemand dem Altern entkommt. Diese Einsicht erlaubt, sich der Gestaltung der reifen Lebensjahre zu widmen. Fitness, gesunde Ernährung, geregelte Entspannungsphasen und Stressbewältigung sind für Männer ebenso wichtig wie für Frauen.

Die positiven Seiten sehen

Verbindungen lösen, neue knüpfen

Frühere Generationen hatten ein ganz anderes Frauenbild als wir heute – und dieses spielt bei aller Emanzipation noch immer eine Rolle. Das beginnt schon bei uns Frauen selbst: Sogar in heutiger Zeit fällt es uns oft schwer, unsere Interessen auf die gleiche Wertstufe zu stellen wie die der Familie. Dabei heißt Gleichberechtigung doch nichts anderes, als allen ihre Interessen zuzugestehen – auch sich selbst! – und sie im Kompromiss auszuhandeln. Weder Eltern noch Partner, Kinder oder Enkel haben daher »von Natur aus« die Erlaubnis, sich über unsere persönlichen Grenzen hinwegzusetzen und uns einzuengen.

Denken Sie auch an sich selbst!

Zwischen familiärer Bindung und Unabhängigkeit

Als hätten Mütter in den Wechseljahren nicht schon genug zu verarbeiten, kommt für sie oft auch noch die Pubertät oder die Ablösung der Kinder aus dem Haus hinzu. Dieses Ereignis ist meist von zwiespältigen Gefühlen begleitet: So angenehm es auch ist, den Nachwuchs

> **TIPP!**
> **Auch die eigenen Bedürfnisse zählen!**
> Überlegen Sie einmal in Ruhe, was Sie gern für andere tun möchten und was Sie für sich selbst wünschen. Kommen Sie mit Ihren inneren Werten in Konflikt, wenn Sie Platz und Zeit für sich beanspruchen, die Sie anderen ohne weiteres einräumen? Dann wäre es angebracht, neue Regelungen zu finden. Ihre Werte und Lebensvorstellungen sind nicht ein für alle Mal festgelegt. Sie können sie jederzeit neu definieren.

Verbindungen lösen, neue knüpfen

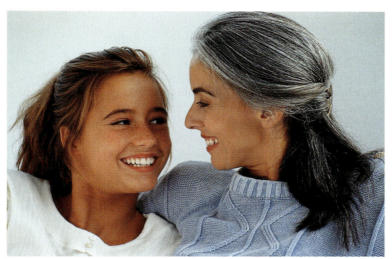

Wenn die Kinder flügge werden, verändert sich die Familie.

Als Sie noch ein Teenie waren

nicht mehr ständig begleiten zu müssen, es geht auch ein Stück Teilnahme am Leben der Kinder verloren. Manche Frau erinnert das Flüggewerden der Kinder an ihre eigene Jugend: wie verloren sie zuerst in der eigenen Wohnung war, wie ängstlich sie ihre erste Arbeitsstelle antrat … Unbewusst möchte sie den Kindern solche Erlebnisse ersparen und versucht, sie noch eine Weile zu Hause zu behalten. Das kommt manchen jungen Leuten sogar entgegen: Sie genießen geradezu die Rundumversorgung der Mutter und wollen gar nicht weg.

Versuchen Sie, familiäre Gebundenheit und Unabhängigkeit auszubalancieren. Wenn Sie ein eigenständiges Leben gewohnt sind, wird es Ihnen nicht allzu schwer fallen, sich neue Freiräume zu erschließen. Wenn Sie sich jedoch bisher ganz der Familie oder Partnerschaft untergeordnet haben, wird es für Sie nicht so leicht sein, Ihre Grenzen aufzuzeigen. In diesem Fall können Sie in Selbsthilfegruppen (Seite 74), Familienberatungsstellen oder gegebenenfalls auch in einer Gesprächstherapie (Seite 114) Unterstützung und Entlastung finden.

Frischer Wind oder steife Brise in der Partnerschaft?

In den Wechseljahren sind in vielen Partnerschaften Veränderungen zu beobachten. Das kann, wie schon erwähnt, bedeuten, sich nach Jahren der routinemäßigen Alltagsabläufe wieder neu kennen zu lernen.

Dabei sollten Sie nicht vergessen: Sie sind kein junges Mädchen mehr und auch Ihr Partner hat sich im Lauf der Zeit verändert.
Die Möglichkeiten des Lebens jedoch sind unverändert geblieben: gemeinsame vergnügte Unternehmungen, zärtliche Stunden, intime Gespräche, achtsamer Umgang miteinander, Eifersucht und Streitigkeiten, knisternde Spannung, spannende Zukunftspläne – auch jetzt noch ist alles möglich.

Neu entdeckte Zweisamkeit

Mann und Frau gemeinsam im Wechsel

Für gleichaltrige Paare kommt es manchmal zu einer unerwarteten Doppelbelastung, wenn die Wechseljahre bei beiden mehr oder weniger zeitgleich einsetzen, auch wenn sie sich bei Frauen und Männern nicht unbedingt in gleicher Weise äußern.

Schlechte Laune mal zwei?

Frauen, die unter Stimmungsschwankungen leiden, können diese – vor allem wenn sie unter sich sind – noch häufig mit liebevoller Nachsicht auffangen. Männer jedoch haben nicht selten Schwierigkeiten, sich ihre Probleme in der Lebensmitte überhaupt erst einzugestehen. Läuft dann in der Partnerschaft etwas schief, geben sie womöglich der Partnerin die Schuld an der eigenen schlechten Laune, an Stress und Lustlosigkeit. Frauen, die sich gegen solche Vorwürfe nicht abgrenzen können, haben dann oft ein schlechtes Gewissen, glauben, nicht mehr attraktiv genug zu sein, und führen alle Probleme auf sich zurück. Lassen Sie sich so etwas nicht einreden – zu einem Streit gehören immer zwei!

Wenn die Partnerschaft nicht mehr zu retten ist

Nicht allen Paaren gelingt der Übergang vom Familienleben in eine zufriedene Partnerschaft im mittleren und höheren Lebensalter. Oft sind es die Männer, die sich mit einer anderen Frau ein neues Leben aufbauen wollen und ihre Partnerin verlassen. Doch auch Frauen entschließen sich immer öfter, den Schritt in ein eigenständiges Leben zu wagen, wenn sie erkennen, dass ihre Partnerschaft durch den Familienalltag aufgezehrt und nicht mehr zu kitten ist. So können sich Familien durch Trennung, Scheidung und neue Beziehungen umgestalten.
So gesehen sind die Familienverhältnisse heute zwar nicht mehr so stabil wie früher, doch das kann auch viele neue Anreize schaffen und wertvolle Erfahrungen mit sich bringen.

Aufbruch in ein neues Leben

Knüpfen Sie Kontakte, werden Sie aktiv!

Ob Sie Familie haben, in einer Partnerschaft leben oder zur wachsenden Gemeinschaft der Singles gehören: Ohne zuverlässige und anregende Kontakte zur Außenwelt werden Sie auf Dauer nicht auskommen können. Nutzen Sie solche Beziehungen und versuchen Sie auch aktiv, neue Kontakte zu knüpfen. Gelegenheit dazu gibt es genügend, ob allein oder mit dem Partner.

Bereichernde Kontakte

▶ Sportvereine, Frauengruppen, berufsgebundene Arbeitsgruppen, Theaterclubs und Lesekreise eröffnen reiche Möglichkeiten.
▶ Auch die Mitgliedschaft bei einer Partei oder soziales Engagement bieten Gelegenheiten für neue Kontakte.
▶ Warum nicht mit 50 noch eine neue Sprache lernen und sie auf Reisen in fremde Länder vertiefen? Ob allein oder in einer Gruppe – Reisen bildet und lässt Sie intensive Eindrücke aus fernen Ländern und fremden Kulturen mit nach Hause nehmen. Möglicherweise können Sie Ihren Urlaub auch mit einem Kurs oder Kreativseminar verbinden.

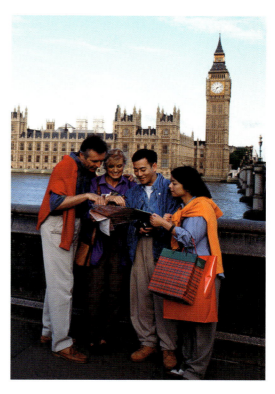

Nette Leute, tolle Eindrücke: ein Grund, öfter die Koffer zu packen.

WICHTIG
Gemeinschaft stärkt

Wissenschaftliche Untersuchungen haben bewiesen, dass feste Sozialkontakte die körperliche und seelische Gesundheit stabilisieren helfen. Davon können Sie profitieren – sofern Sie bereit sind, etwas dafür zu tun. Denn Beziehungen ergeben sich meistens nicht von selbst. Und: Einsamkeit macht tatsächlich krank.

Alles schon gelaufen im Job?

Sabine: *All die Jahre über hatte ich Familie und Haus am Hals. Das habe ich zwar gern gemacht, aber allmählich hatte ich doch das Bedürfnis, wieder mehr für mich selbst zu tun. Als dann das Programm für Wiedereinsteigerinnen begann, wurde es richtig schwierig zwischen uns.*
Lothar: *Ich wollte eben, dass alles so weitergeht wie gehabt. Mich nervt das, wenn Sabine nicht da ist und ich abends allein daheim sitze.*
Sabine: *Aber so oft waren die Abendveranstaltungen doch gar nicht! Natürlich ist es eine Umstellung für uns alle – aber da müssen wir durch. Denn falls es wirklich klappt und ich an meinem Praktikumsplatz fest übernommen werde, müssen wir für die Zukunft sowieso neu planen!* (Sabine, 48, und Lothar, 50)

Jetzt zurück in den Beruf

Je nach Lebenssituation kann sich die Frage zu Beruf und Karriere für Sie unterschiedlich stellen. Wenn Sie Alleinerziehende sind, haben Sie vermutlich, solange die Kinder noch klein waren, Teilzeit gearbeitet und wollen nun wieder eine Ganztagsstelle. Aber auch wenn Sie sich bis jetzt voll der Erziehung und Haushaltsführung gewidmet haben, möchten Sie eventuell wieder in den Beruf einsteigen. Dazu stehen Ihnen etliche Möglichkeiten offen, wenngleich leider selbst heute noch Vorurteile gegenüber älteren Frauen die Chancen des beruflichen Wiedereinstiegs einengen. Dabei haben Frauen häufig ein breit gefächertes Wissen und Können auf vielen Gebieten: von wirtschaftlicher Planung, Organisation und handwerklichem Geschick über menschlichen Umgang bis hin zur Krankenpflege reicht das Spektrum hausfraulicher Kenntnisse. Wenn sich solche Fähigkeiten mit einer qualifizierten Ausbildung ergänzen, bringt frau die besten Bedingungen für eine Erwerbstätigkeit mit.

Neu durchstarten oder zur Ruhe kommen

Wenn Sie allein leben, sind Sie möglicherweise schon seit langer Zeit berufstätig und stehen in den Wechseljahren fest auf der Basis Ihres Könnens und Wissens. Dennoch kann sich auch für Sie die Frage stellen, ob Sie noch einmal richtig durchstarten und sich neue Berufsfelder erschließen wollen. Oder es könnte, genau umgekehrt, an der Zeit sein, ein wenig kürzer zu treten, weniger zu arbeiten oder sogar frühzeitig in den Ruhestand zu gehen.

Willkommene Abwechslung

> **TIPP!**
>
> **Den passenden Job finden**
>
> Erkundigen Sie sich beim Arbeitsamt nach Fort- und Weiterbildungsangeboten, die Sie für den heutigen Arbeitsmarkt fit machen und Ihre Kenntnisse aufpolieren und auf den neuesten Stand bringen. Und trösten Sie sich, wenn es mit der Stellensuche nicht auf Anhieb klappt. Ein Arbeitgeber, der nur nach Ihrem Geburtsdatum fragt, ist wahrscheinlich sowieso nicht der richtige.

Gut fürs Alter vorgesorgt? Bevor Sie jedoch einen Arbeitsplatz aufgeben – gerade in der Lebensmitte –, sollten Sie sich von Versicherungsprofis beraten lassen. Denn ohne solide Altersvorsorge stehen Sie schlecht da. Informieren Sie sich auch beim Sozialversicherungsträger über die zu erwartende Höhe Ihrer Rente. Meist können wenige weitere Jahre Arbeit die Rente noch beträchtlich erhöhen.

Seit einigen Jahren bieten zudem spezielle Beratungsbüros für Frauen Beratung und Versicherungen an, die genau auf Ihre Bedürfnisse zugeschnitten sind. Auch Verbraucherberatungsstellen können Ihnen in dieser Hinsicht weiterhelfen.

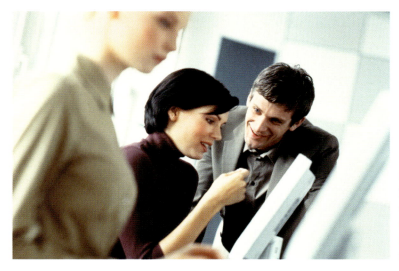

Ein neuer Job kann eine reizvolle Herausforderung sein.

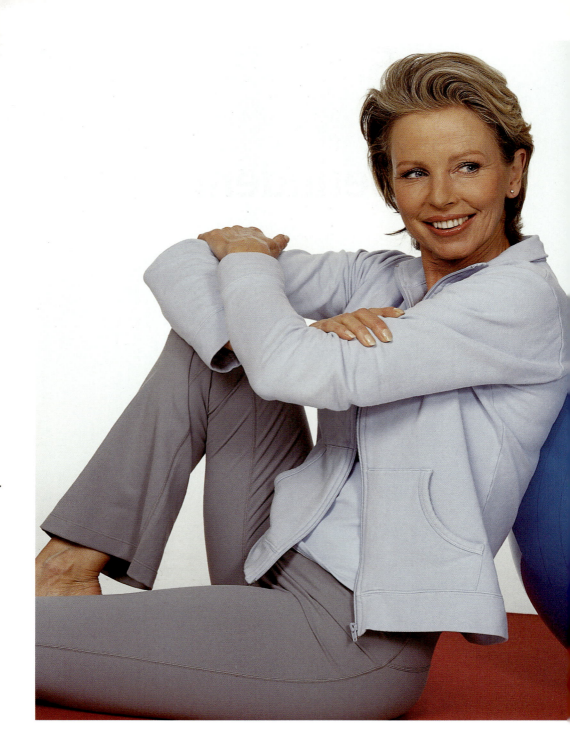

Steigern Sie Ihr Wohlbefinden!

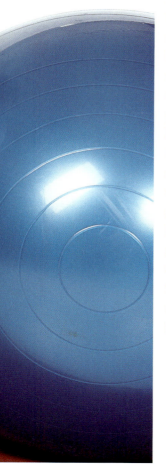

Sich rundum wohl zu fühlen und zufrieden zu sein – das ist ein glücklicher Zustand, der niemandem einfach in den Schoß fällt. Sie können jedoch selbst eine Menge dafür tun: Sanfte Fitness hält Sie vital und beweglich und eine gepflegte Erscheinung trägt wesentlich zu Ihrer Ausstrahlung und Ihrem Selbstwertgefühl bei. Mit der richtigen Ernährung geben Sie dem Körper, was er braucht, um gesund zu bleiben. Und gezielte Entspannung macht Sie innerlich gelassen und seelisch stabil. Gestalten Sie Ihr Leben in diesem Sinne sehr bewusst, prüfen Sie und experimentieren Sie, was Sie brauchen und was Ihnen gut tut!

Mit sanfter Fitness läuft's besser

Ich war beruflich immer so stark eingespannt, dass ich an Sport höchstens mal mit dem Gedanken: »Du solltest eigentlich ...« dachte. In den Wechseljahren legte ich dann etliche Kilos zu und war sehr unglücklich über mein Aussehen.
Doch mein ganzes Lebensgefühl ist anders geworden, seit ich meinen treuen Vierbeiner Ben im Haus habe. Jetzt jogge ich täglich, damit Ben seinen Auslauf hat. Und was ich nie für möglich gehalten hätte – ich habe fünf Kilo abgenommen, schlafe wie ein Murmeltier und war schon seit Monaten nicht mehr wirklich unzufrieden! (Kristina, 53)

Bewegung tut Körper und Seele gut

Es stimmt tatsächlich: Bewegung und Aktivität sind das A und O für ein ausgeglichenes Leben! Mit einem gesunden Quantum an Bewegung läuft einfach alles besser. Die Stimmung steigt und die körperliche Form verbessert sich. Das Wohlgefühl im Körper und die Befriedigung darüber, die eigenen Kräfte zu spüren, stärken das Selbstbewusstsein. Bewegung wirkt sich außerdem günstig auf die Figur aus und sorgt für einen guten Schlaf.

Sport hält jung

Sportwissenschaft, Anti-Aging-Forschung und Psychologie haben sich in den letzten Jahren intensiv mit dem Thema befasst und die Erkenntnis bestätigt: Der einzige Weg, sich körperlich jung zu halten, ist regelmäßige Bewegung. Gesundheitssport, ab dem mittleren Alter um die 40 kontinuierlich betrieben, verlängert messbar die Lebenszeit und senkt das biologische Alter um bis zu zehn Jahre! Das hat mit den physiologischen Voraussetzungen und den biologischen Möglichkeiten unseres Organismus zu tun.
Gesundheit und Leistungsfähigkeit sind untrennbar mit der Qualität der Muskelarbeit und der Geistestätigkeit verknüpft. Körperliche Bewegung ist eine Art Motor für alle Stoffwechselaufgaben, für Wachstum und Gesunderhaltung der Organe und des Immunsystems. Und geistige Tätigkeit regt sowohl die Verknüpfungen der Nervenzellen als auch die Bildung von Überträgerstoffen und Hormonen an. Idealerweise ergänzen sich körperliche und geistige Beweglichkeit.

Die Wissenschaft hat festgestellt ...

Körperlich und geistig fit bleiben

PRAXIS
Sport hält jung

Der gesamte Organismus profitiert

Die Sportwissenschaft fasst in dürre Worte, was jeder als so wohltuend empfindet: Regelmäßige Bewegung stärkt Muskelkraft und Ausdauer und erhält die körperliche Koordinationsfähigkeit. Besonders bedeutsam für die Wechseljahre ist, dass Muskeltätigkeit auf die Knochen anregend wirkt und somit auch Osteoporose verhindern kann (Seite 91).

Regelmäßige Bewegung reguliert außerdem auf natürliche Weise den Grundumsatz des Stoffwechsels und den Appetit – somit auch Ihr Gewicht. Auch die Verdauungstätigkeit wird angeregt. Da die Muskelarbeit der Hauptverbraucher von Energie im Organismus ist, kommt der Stoffwechsel aus dem Rhythmus, wenn wir uns nicht ausreichend bewegen. Essen wir dabei weiter wie zuvor, setzen wir schnell Speck an, der uns nur noch träger macht und die Spirale typischer Zivilisationskrankheiten in Gang setzt: Übergewicht, Diabetes, Bluthochdruck, Herz-Kreislauf-Erkrankungen und Arthrose sind die belastenden Folgen.

Osteoporose vorbeugen

Regelmäßiges Hanteltraining kräftigt die Muskeln.

Die Stimmung steigt

Es ist heute wissenschaftlich erwiesen, dass täglich 30 Minuten Bewegung – auch nicht-sportliche – im Tageslicht und an der frischen Luft den Haushalt der Anti-Depressions-Hormone – zum Beispiel das Serotonin – stabilisiert. Dadurch bleibt die Stimmung selbst in den Wogen der Wechseljahre stabil. Durch dieses einfache Hausmittel können Sie sogar leichteren depressiven Schüben vorbeugen! Vielleicht kennen Sie auch das angenehme Gefühl, nach dem Sport durchwärmt und gesund ermattet in die Wanne zu sinken oder

Hormone, die aufheitern

> **TIPP!**
>
> **Lassen Sie die Kilos purzeln!**
>
> Wenn Sie jeden zweiten bis dritten Tag 30 bis 40 Minuten Ausdauersport treiben, formen Sie sich nicht nur ein schönes Muskel- und Körperprofil, vertreiben nebenbei die Cellulite und beugen Krampfadern vor, sondern steigern auch noch Ihren Grundumsatz. So nehmen Sie bei gleicher Kalorienaufnahme sanft bis auf Ihr Wohlfühlgewicht ab. Haben Sie das erreicht, kann Ihnen eine genussvolle Schlemmerei zwischendurch kaum noch etwas anhaben!

PRAXIS

Mit sanfter Fitness läuft's besser

sich unter der Dusche zu erfrischen – und danach voll motiviert zu neuen Taten zu schreiten.

Alle Bewegungsmöglichkeiten nutzen

Treten Sie hinter dem Ofen hervor in einen bewegten Alltag! Wo immer Sie können, sollten Sie sich selbst bewegen, anstatt sich bewegen zu lassen. Bevor Sie sich das nächste Mal ins Auto schwingen, überlegen Sie, ob Sie die vorgesehene Strecke nicht auch zu Fuß oder per Rad bewältigen können.

Wenn Sie viel im Sitzen arbeiten, richten Sie immer wieder kleine Pausen ein, um aufzustehen und umherzugehen – wenn es irgendwie geht, auch kurz im Freien.

Radeln – eine einfache Möglichkeit, etwas für sich zu tun!

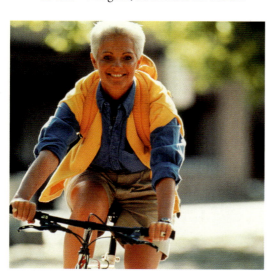

Wie ist Ihre Körperhaltung?

Mit Bewegung allein ist es nicht getan; es kommt dabei auch auf das Wie an. Beobachten Sie sich:

▶ **Wie stehen Sie?** Hoffentlich nicht mit Hohlkreuz, Rundrücken, hochgezogenen Schultern, schiefer Hüfte und einseitiger Gewichtsbelastung! Ideal ist, mit beiden Füßen in gutem Kontakt zum Boden den Schwerpunkt in Beckenmitte zu spüren, dabei mit leicht gespannter Bauch- und Lendenmuskulatur das Becken mittig zu halten und aus dieser Mitte heraus aufrecht zu stehen. Dabei senken sich die Schultern von allein.

▶ **Wie gehen Sie?** Bitte nicht aus den Knien heraus, die Fersen auf den Boden prallend, schlurfend, vorwiegend auf den Ballen auftretend oder mit schaukelnden Hüften! Ideal ist, in relativ flachen Schuhen mit kleinem Absatz auf weichflexiblen Sohlen bewusst und sacht zu gehen. Der Oberkörper wird aus der Beckenmitte getragen. Sie treten mit der Ferse auf und rollen den Fuß ab. So schonen Sie langfristig Ihre Knie- und Hüftgelenke.

Sich um eine gute Haltung bemühen

Ihren Arbeitsplatz sollten Sie so einrichten, dass Sie aufstehen müssen, um Ihre Akten und Sachen zu holen. Das aktiviert die Muskulatur, beugt Thrombosen und Hämorrhoiden vor und regt die Gehirndurchblutung an. Sehen Sie sich um: Ihre Umgebung in Beruf, Haushalt und Freizeit bietet bestimmt noch reichlich Möglichkeiten zu bewegter Aktion.

Sport ja, aber welchen?

Die richtige Sportart finden

Gerade im Freizeitsport gibt es unzählige Möglichkeiten, aktiv zu werden, und immer neue Sportarten regen zum Ausprobieren an. Doch nicht jede Sportart ist für jeden gleich gut geeignet. Ihr Sport sollte zu Ihrem persönlichen Bewegungstyp und Ihren Vorlieben passen.

Wenn Sie noch ungeübt sind, überlegen Sie sich erst einmal, was Sie eigentlich erreichen möchten. Soll der Sport Kondition bringen, die Muskelkraft fördern, die Figur verbessern, Ausgeglichenheit bewirken oder vor allem up to date sein? Brauchen Sie andere, die mitmachen und Sie motivieren, oder möchten Sie Ihre Grenzen allein austesten? Möchten Sie in gemischten Gruppen trainieren oder ausschließlich mit Frauen? Spielt das Alter Ihrer Sportsfreundinnen eine Rolle? Wollen Sie in der warmen Stube bleiben oder beim Training frische Luft schnuppern? Darf Ihr Sport etwas kosten oder sollte er eher preiswert sein?

Drinnen oder draußen sporteln?

Wenn Sie bereits zu den geübten Sportlerinnen gehören, stehen andere Überlegungen an: Brauchen Sie spezielles Coaching? Sollen Kondition, Ausdauer und Kraft nur zum eigenen Vergnügen oder für den Wettkampf gefördert werden?

Grundsätzlich sollten Sie eine Sportart wählen, die Sie interessiert und Ihnen Freude macht. Sonst werden Sie nicht lang dabeibleiben – und dann ist alles Training (fast) umsonst.

> **TIPP!**
> ### Keine Scheu, Neues auszuprobieren
> Sportvereine und Fitnessstudios kennen die Unsicherheit von Einsteigern und bieten deshalb häufig ein Probetraining oder Schnupperkurse an. Überlegen Sie, auf welche sportlichen Ziele es Ihnen besonders ankommt, und lassen Sie sich von den Experten vor Ort ausführlich beraten.

Mit sanfter Fitness läuft's besser

Vor dem Trainingseinstieg: ärztlicher Check-up

Auch wenn die Wechseljahre an sich kein Gesundheitsrisiko darstellen, sollten Sie sich, bevor Sie mit dem Training beginnen, vorsorglich vom Hausarzt oder Internisten untersuchen lassen. Das gilt vor allem, wenn Sie bisher nicht sportlich aktiv waren. Lassen Sie sich eine geeignete Sportart empfehlen. Wenn Sie am so genannten Metabolischen Syndrom – der äußerst ungesunden Kombination von Bluthochdruck, schlechten Blutfettwerten, Übergewicht und Diabetes – oder an Asthma, Gelenkbeschwerden oder chronischen Schmerzen leiden, kommen Sie um eine medizinische Kontrolle ohnehin nicht herum. Gerade dann ist eine zusätzliche Beratung beim Sportmediziner Gold wert. Denn manche Leiden lassen sich neben oder gar anstelle einer medikamentösen Behandlung sehr gut mit einem geregelten Sporttraining in den Griff bekommen. Der Sportmediziner kann – Ihrer körperlichen Fitness entsprechend – einen Trainings- und Ernährungsplan für Sie entwerfen und Ihren Einstieg in den Sport gesundheitlich überwachen. Auf ungezieltes Herumprobieren sollten Sie auf jeden Fall verzichten.

Ein Arztbesuch empfiehlt sich Sportmuffeln, die mit dem Training loslegen wollen.

Sport und Ernährung klug kombinieren

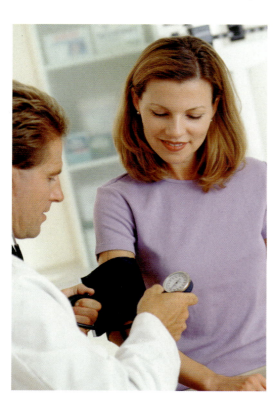

Was zieh' ich bloß an?

Was im Alltag manchmal auf bloßer Eitelkeit beruht, ist beim Sport eine wirklich wichtige Frage: die passende Bekleidung.

Gute Sportschuhe

Vor allem auf die richtigen Schuhe kommt es an. Je nach Bewegungsablauf müssen die Beine

Sportliche Basics

Unterschiedliche Sportarten stellen verschiedene Anforderungen, doch bestimmte Grundregeln gelten nach den Erkenntnissen der Sportwissenschaft für alle Disziplinen. Wer diese einmal verinnerlicht hat, kann eigentlich keine Fehler mehr machen – außer wenn es um spezielle Techniken geht, die man erst korrekt lernen muss. Wenn Sie unsicher sind, ob Sie alles richtig machen, fragen Sie Ihren Sporttrainer oder Arzt; so vermeiden Sie von Anfang an Schäden durch falsche Belastung.

Der richtige Schuh bietet eine gute Dämpfung und Füße ein Mehrfaches Ihres Körpergewichts tragen, stützen und abfangen können. Dabei helfen ihnen die Geleinlagen und Stützkonstruktionen moderner Sportschuhe, die heutzutage wahre architektonische Wunderwerke sind. Am Schuh zu sparen nützt nichts – weder Ihrer Gesundheit noch langfristig der Geldbörse.

Kaufen Sie Sportschuhe unbedingt im Fachhandel; dort werden Sie ausführlich beraten. In vielen Geschäften können Sie auch auf einem Laufband und mithilfe einer Videoaufzeichnung testen, welche Schuhe die richtigen für Ihren persönlichen Laufstil sind.

Wetterfeste Kleidung

Die Kleidung sollten Sie nach dem Zwiebelschalenprinzip zusammenstellen und sommers wie winters stets mehrere Lagen übereinander tragen. So können Sie sich optimal Ihrer Umgebungstemperatur anpassen und je nachdem, wie stark Sie ins Schwitzen geraten, immer wieder eine Schicht ablegen. Halten Sie insbesondere Kopf, Hals und Hände warm, wenn Sie im Winter draußen Sport treiben. Das schützt vor Auskühlung, Muskelverspannungen und Erkältung.

Nach dem Zwiebelprinzip gekleidet

Grundregeln plus spezielle Techniken

Mäßig, aber regelmäßig trainieren

Wichtig ist, dass Sie regelmäßig Sport treiben. Trainieren Sie zwei- bis dreimal wöchentlich und gehen Sie dabei durchaus bis an die Grenzen Ihrer Ausdauer! Seltene Intensivbelastungen dagegen sind nutzlos, weil Sie damit keinen dauerhaften Trainingseffekt erzielen. Im Gegenteil, Sie laugen sich nur aus.

Menschen, die zur Bequemlichkeit neigen – und das sind die meisten von uns –, fällt es oftmals leichter, wenn sie mit anderen zusammen trainieren. Das hält sie bei der Stange und macht obendrein viel mehr Spaß.

Mit Pulsuhr trainieren Sie bei richtiger Belastung.

Heute empfehlen Sportmediziner allen Altersgruppen das Training unter Pulskontrolle, um Überanstrengung zu vermeiden und den optimalen Trainingsbereich auszuloten. Eine Pulsuhr zeigt zuverlässig an, ob man mit der richtigen Pulsfrequenz trainiert, und warnt durch Piepsignale vor Überlastung.

Vor und nach dem Training

Egal, welche sportliche Übung Sie sich vorgenommen haben: Wärmen Sie sich jedes Mal vorher rund zehn Minuten auf. Anschließend machen Sie ein paar Lockerungs- und Dehnungsübungen. Dadurch werden Ihre Muskeln flexibler und leistungsfähiger.
Angenehmer Nebeneffekt: Auf diese Weise können Sie gleichzeitig einem Muskelkater vorbeugen, der als Folge mikrofeiner Überdehnungen und Risse in den Fasern der Muskulatur schmerzhafte Entzündungen auslöst.
Nach dem Training sollten Sie etwa zehn Minuten dehnen. Eine reife und daher leicht verdauliche Banane gibt die verbrauchten Mineralien und einen Teil der Energie schnell zurück – den Wasserverlust ersetzt ein Liter Mineralwasser.
Wenn Sie regelmäßig Sport treiben, seien Sie besonders liebevoll zu Ihren Füßen! Pflegen Sie sie mit speziellen Fußcremes und hobeln Sie die schützende Hornhaut nicht zu stark weg.

Vorher aufwärmen

Kondition aufbauen mit Ausdauersport

Kondition ist die Fähigkeit, eine körperliche Leistung mit Ausdauer, also über eine gewisse Zeit hinweg, zu erbringen. Für den Gesundheitssport gilt, dass Leistung, Ausdauer, Spaß und Fitness in einem ausgewogenen Verhältnis stehen sollten.
Um aus Ihrer Wahlsportart nicht nur optimales Vergnügen, sondern auch einen gesundheitsfördernden Effekt zu ziehen, müssen Sie immer im »aeroben Bereich« trainieren. Das bedeutet, der Organismus sollte ein hinreichendes Quantum an Sauerstoff zur Verfügung haben und davon seine Energie beziehen können.
Der Sauerstoffverbrauch der Zellen lässt sich nur indirekt erfassen. Die wichtigste Faustregel für das aerobe Training heißt: Beim Ausdauersport sollten Sie plau-

Immer bei Puste bleiben

Kondition aufbauen mit Ausdauersport

Der Biorhythmus gibt den Takt vor

Wenn Sie bei Ihrer Sportart im Takt mit dem Biorhythmus bleiben, erzielen Sie mit Ihrem Training die besten Ergebnisse und überanstrengen sich nicht. Am besten richten Sie sich nach diesem Ablauf, damit können Sie nichts falsch machen:

▶ **Zwischen 6 und 9 Uhr morgens** sind die Muskeln noch bettschwer und etwas steif. Ideal geeignet zum Wachwerden, Aufwärmen und Anregen des Stoffwechsels sind Walken, Nordic-Walking, Joggen und Schwimmen.

▶ **Zwischen 9 und 13 Uhr** befinden Sie sich im ersten Leistungshoch des Tages. Nutzen Sie Fitnesstraining, Aqua-Fitness, Rudern, Aerobic oder Stepp-Gymnastik, um dieses Hoch zu verstärken.

▶ **Zwischen 13 und 16 Uhr** schaltet der Organismus einen Gang zurück – ab 14 Uhr breitet sich die Müdigkeit des Mittagstiefs aus. Mit ruhiger Bewegung können Sie die Trägheit sanft vertreiben: Spazierengehen, Stretching oder Yoga.

▶ **Zwischen 16 und 20 Uhr** liegt das zweite Tageshoch. In anregenden, kraftvollen Sportarten sind Sie jetzt Spitze: Ballspiele, Ausdauersportarten, intensives Aerobic oder Fitnesstraining.

▶ **Nach 20 Uhr** sollten Sie den Tag geruhsam ausklingen lassen: Probieren Sie es einmal mit Meditation, Yoga, Autogenem Training, einem Spaziergang oder Entspannungsübungen.

dern können, ohne aus der Puste zu kommen. Je besser Ihre Kondition im Laufe der Zeit wird, desto größer können die Belastungen sein, die Sie ohne Atemnot erbringen. Eine genauere Messmöglichkeit bietet eine Pulsuhr, die während des Sports anzeigt, ob Sie im aeroben Bereich trainieren.

Gerade wenn Sie durch Sport ein paar Pfunde loswerden wollen, sollten Sie wissen: Überflüssiges Fett lässt sich nur mit regelmäßigem Training im aeroben Bereich verbrennen. Sie fühlen sich danach nicht ausgepowert, sondern frisch und behaglich müde. So verbinden Sie optimal das Angenehme mit dem Nützlichen.

Wer sich dagegen zu schnell bewegt, verbraucht zu viel Sauerstoff, ohne die Fettreserven auch nur anzutasten; nach dem Sport sind Sie daher nur matt und werden trotz aller Anstrengung nicht einmal schlanker.

Die Belastung allmählich steigern

Walking

Nachdem schon vor Jahren das Jogging zu einer regelrechten Trendsportart wurde, beginnt ihm allmählich das Walking – schnelles Gehen bei verstärktem Arm- und Beineinsatz – den Rang abzulaufen, jedenfalls bei den über 40-Jährigen.

Walken ist mehr als nur spazieren gehen

Mit sanfter Fitness läuft's besser

Die Technik für Einsteiger

So walken Sie richtig

▶ Walken heißt, möglichst flott zu gehen und dabei nicht ins Laufen zu verfallen.
▶ Mit raumgreifenden Schritten und Schwung sind Sie unterwegs. Dabei setzen Sie den Fuß mit der Ferse zuerst auf und rollen zu den Zehen hin ab. Drücken Sie dabei die Knie nicht durch.
▶ Um die rückenstärkende aufrechte Haltung beim Walken zu fördern, versuchen Sie als Anfängerin, den Bauch einzuziehen und die Schultern zu senken.
▶ Wenn Sie dann noch bei jedem Schritt mit den angewinkelten Armen gegengleich im Takt mitschwingen, sind Sie bald wie von selbst im technisch richtigen Walking-Schritt.

Steigerung gewünscht?

Walken ist ein sehr gutes Konditionstraining. Wenn Sie zusätzlich noch etwas für Ihre Oberarmmuskulatur, für Nacken und Schultern tun wollen, beschweren Sie die Arme mit speziellen Gewichtsmanschetten oder Hanteln. Wählen Sie aber nicht zu hohe Gewichte, sonst gibt es Muskelkater oder Verspannungen im Nacken! Etwa ein Kilo pro Seite genügt.

Leichte Gewichte für mehr Effekt

Walking verbessert wie alle Konditionssportarten vor allem die Ausdauer und Muskelspannung. Auch die Venen werden gekräftigt; so kann man Krampfadern vorbeugen. Walken schont nicht nur die Gelenke und Bänder, sondern kräftigt sie auf lange Sicht sogar. Deshalb schätzen gerade Menschen mit Arthrose oder anderen Gelenkbeschwerden das Walken sehr. Walken Sie am besten in Jogging-Schuhen, denn diese sind technisch besser aufgebaut als die inzwischen ebenfalls erhältlichen Walking-Schuhe! Frauen in den Wechseljahren profitieren jedoch nicht allein körperlich vom Walken. Diese Bewegungsform wirkt auch auf die innere Einstellung: Durch die aufrechte Haltung fühlt man sich innerlich gefestigt. Und das schafft mehr Gelassenheit und Ausgeglichenheit für den Alltag.

Nordic-Walking

Der neueste Trend unter den Outdoor-Sportarten ist das Nordic-Walking: Walken mit dem Einsatz von Stöcken. In Skandinavien ist es schon seit den 30er Jahren ein beliebter Breitensport – als sommerlicher Ausgleich zum Skilanglauf. Bei uns mag dieser Sport auf den ersten Blick noch ein wenig seltsam wirken. Doch die verwunderten Blicke der Mitmenschen vergisst man schnell bei

Ganz im Trend: mit Stöcken unterwegs

PRAXIS

Kondition aufbauen mit Ausdauersport

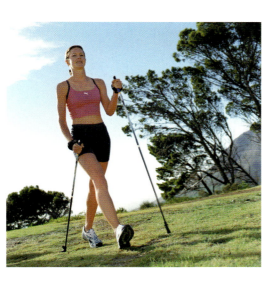

Nordic-Walking fordert alle Muskeln.

sen aufsetzen und zu den Zehen hin abrollen. Wenn Sie im Gelände laufen, treten Sie zwischendurch auch mit dem Ballen auf. Steigungen bezwingen Sie ausschließlich auf den Ballen.
▶ Im Gleichtakt mit den Schritten geschieht der Stockeinsatz: rechtes Bein mit linkem Arm und umgekehrt. Sie können aber auch einen anderen Takt wählen, zum Beispiel zu je zwei Schritten nur eine Armbewegung. Probieren Sie es aus!

Arme und Beine im Einsatz

dem beflügelnden Gefühl, das einen mit jedem Schub der Stöcke vorwärts treibt.

Technik will gelernt sein

Die Technik des Nordic-Walking will anfangs gut geübt sein. Sie können sie bei einem der zahlreich angebotenen Lauftreffs recht schnell erlernen.
▶ Wichtig sind die Spezialstöcke, die eine besonders konstruierte Schlaufe tragen, damit Sie sie nicht verlieren können, wenn Sie beim Training mit den Armen schwingen. Auch durch den leicht nach vorn gebogenen Griff bleibt der Stock gut in der Führung der Hand.
▶ Die Schritttechnik entspricht der beim Walking: mit den Fer-

Schonend, entspannend, harmonisierend

Der Vorteil des Nordic-Walking gegenüber dem einfachen Walken ist, dass die Gelenke noch stärker geschont werden. Denn der Stockeinsatz verteilt den Schub der Bewegung von der Bein- auf die Rückenmuskulatur: Sie laufen quasi auf vier Beinen. Außerdem werden durch die im Gelände nötigen unterschiedlichen Schritttechniken die Bein- und Hüftmuskeln stärker trainiert. Die kräftige Schwungbewegung der Arme bewirkt, dass sich Nacken- und Schultermuskeln entspannen. Die Atmung wird tiefer und die Lungen werden auf gesunde Weise gekräftigt. Die Körperbewegungen werden, noch mehr als beim einfachen Walking, harmonisiert.

Sauerstoff für alle Körperzellen

Jogging

So wie heute der Nordic-Walker noch etwas verwundert angesehen wird, erging es vor Jahren den Joggern. Davon kann keine Rede mehr sein, so beliebt wie das Laufen inzwischen geworden ist. Sie brauchen dazu nicht mehr als ein Paar guter Schuhe und den Willen loszulaufen. Vergessen Sie aber nicht: Joggen heißt nicht sprinten! Die meisten Menschen laufen viel zu schnell und geraten bald erschöpft außer Atem. Das sollte nicht sein.

Die richtige Lauftechnik

Joggen bedeutet langsames Traben. Gewöhnen Sie sich erst gar nicht den falschen Laufstil an: Niemals mit der Ferse aufdonnern! Der ganze Aufprall Ihres Körpers wird sonst direkt in die Knie- und Hüftgelenke weitergeleitet; Schmerzen und Arthrose sind die unausweichlichen Folgen.

Beim Ballenlauf – das heißt, wenn Sie mit dem Vorderfuß zuerst aufsetzen – werden Sie anfangs zwar etwas Muskelkater in den Waden spüren, weil Muskeln beansprucht werden, die das bisher nicht gewohnt waren; sorgsames Stretching vor und nach dem Lauf verbessert jedoch die Durchblutung und mindert die Beschwerden.

Und ganz wichtig: Bewegen Sie Ihre Arme immer locker im Laufrhythmus mit. So vermeiden Sie Verspannungen im Nacken.

Der Ballenlauf schont die Gelenke

Knochen und Gelenke schonen

Jahrelang wurde propagiert, in Wald und Feld zu laufen, um die Gelenke durch federnden Boden zu entlasten. Heute weiß man aus umfangreichen orthopädischen Studien, dass die Gelenke die Unebenheiten des Bodens in freier Natur eher krumm nehmen. Vor allem bei falschem Laufstil reagieren sie erst recht mit Schmerzen. Achten Sie auf jeden Fall darauf, nicht unbedacht in Löcher zu treten; laufen

Der passende Schuh ist eine wichtige Voraussetzung für gesundes Joggen.

Sie langsam und konzentriert. Frauen mit Gelenkproblemen sollten die Knie vorsichtshalber mit speziellen orthopädischen Stützbandagen mit Kniescheibenführung schützen oder mit gut gefederten Schuhen auf gut überschaubaren, ebenen Sandwegen laufen.

Falls Sie bei regelmäßigem Laufen Schmerzen in den Knochen spüren, die nicht vergehen wollen und eindeutig nicht auf Muskelkater zurückzuführen sind, sollten Sie sich umgehend orthopädisch untersuchen lassen. Bei osteoporosegefährdeten Frauen können feinste, kaum sichtbare Haarrisse in den Knochen – so genannte Ermüdungsfrakturen – die Ursache sein. Das bedeutet: strikte Trainingspause, um den Knochen nicht zu gefährden!

Die beste Trainingszeit für Jogger

Am besten vor dem Frühstück

Für das Joggen gilt wie für jeden Sport: nie mit vollem Magen trainieren! Für den Hormonhaushalt ist es besonders günstig, die morgendlich normalerweise hohen Spiegel an Aktivitätshormonen – dazu gehört das Cortisol – zu nutzen und gleich nach dem Aufstehen zu joggen. Trinken Sie ein großes Glas Wasser, essen Sie eine mineralreiche reife Banane – und los geht's! Wenn ein Morgenlauf nicht möglich ist, sollten Sie frühestens drei Stunden nach einer größeren Mahlzeit beginnen – am besten in den späten Nachmittagsstunden.

Muskeln stärken mit dem Latexband

Kondition aufzubauen ist nur ein Teil eines Rundumprogramms im Gesundheitssport. Muskeltraining gehört als fester Bestandteil auch dazu. Es hilft, bestimmte Muskelbereiche gezielt zu kräftigen, Schwächen auszugleichen und insgesamt zu muskulärer Ausgeglichenheit zu gelangen. Trainierte Muskeln sind straffer und können höheren Belastungen standhalten als untrainierte. Kräftige Muskeln schonen zudem die Gelenke, weil sie diese in reibungsfreier Führung halten und entzündlichen Reizungen und damit langfristig einer Arthrose vorbeugen.

Krafttraining stärkt die Muskeln

Das Latexband, ein genial einfaches Trainingsgerät, ist für solche Ansprüche wie geschaffen. Es handelt sich um ein etwa handbreites spezielles Gummiband von rund zwei Metern Länge, das es in unterschiedlichen Stärken zu kaufen gibt. Zusammengerollt ist es kleiner als ein Mobiltelefon und ersetzt in seiner Vielfältigkeit fast ein Fitnessstudio!

Ein Workout für jeden Tag

Die folgenden fünf Übungen können Sie überall leicht durchturnen. Sie zielen auf den Rücken, eine häufige Schwachstelle, und die typisch weiblichen Problemzonen Bauch, Hüfte und Po. Entscheidend beim Training mit dem Latexband ist, dass Sie die Bewegungen möglichst fließend ausführen, denn das hält die Muskeln unter in diesem Fall gewollter Dauerspannung und vermeidet unnötige, ruckende Pressbewegungen. Die Übungen sollten je nach Kondition und Kraft mehrfach wiederholt werden. Beginnen Sie bei fünfmal und steigern Sie sich allmählich.

Bei der Bewegung nicht rucken und reißen

1. Starker Rumpf

- Sie stehen – die Füße hüftbreit auseinander – mittig auf dem Latexband. Gehen Sie nun mit geradem Rücken in die Hocke und fassen Sie beide Enden des Bandes so, dass es gespannt ist. Die Arme zeigen locker gestreckt nach vorne.
- Strecken Sie dann die Beine und richten Sie sich in den Stand auf, ohne die Position der Arme zu verändern. Ebenso bleibt der Rücken gerade – auch wenn Sie anschließend wieder in die Hockstellung zurückgehen.
- Wichtig: Achten Sie darauf, dass die Knie bei der Übung nicht zu weit nach vorn gehen.
- ⏱ Wiederholen Sie die Übung mehrere Male.

2. Kräftiger Rücken

- Gehen Sie in den Vierfüßlerstand mit geradem Rücken und gestrecktem Nacken, der Blick ist auf den Boden gerichtet. Die Fußspitzen sind aufgesetzt. Halten Sie die Enden des Bandes, das um einen Fuß gespannt ist, fest in beiden Händen.
- Ziehen Sie das Bein mit dem Band unter den Bauch und winkeln Sie den Arm der Gegenseite an, bis sich das Band gelockert hat, aber nicht durchhängt. Sie sollten auf dem Knie und dem Fuß sowie der Hand der Gegenseite stabilen Halt haben.
- Nun strecken Sie gegen die Spannung des Bandes langsam das Bein nach hinten in die Horizontale und den Arm zugleich nach vorn. Halten Sie die Spannung fünf Sekunden, ziehen Sie dann Bein und Arm wieder an.
- ⏱ Wiederholen Sie die Übung mehrfach und wechseln Sie dann zur Gegenseite.

Den Kopf nicht in den Nacken legen!

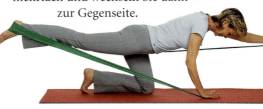

PRAXIS

Muskeln stärken mit dem Latexband

49

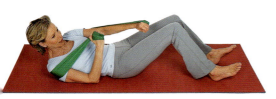

3. Strammer Bauch

Kräftigung der schrägen Bauchmuskeln

● Auf dem Rücken liegend winkeln Sie die Beine leicht an und stellen die Fersen auf. Das Band halten Sie stramm gespannt mit beiden Händen hinter den beziehungsweise unterhalb der Schultern.
● Nun heben Sie Kopf und Nacken leicht an und ziehen im Wechsel erst einen, dann den anderen Arm Richtung Knie der Gegenseite. Den Nacken dabei gerade halten.
⏱ Wiederholen Sie die Übung mindestens zehnmal, wenn Sie geübt sind, auch öfter.

4. Straffe Hüften

● Auf der Seite liegend stabilisieren Sie den Kopf auf dem angewinkelten, unten liegenden Arm; den anderen Arm stützen Sie vor der Brust mit einer lockeren Faust auf den Boden.

Das Latexband ist stramm, aber noch dehnbar, etwa hüftbreit um die Fußgelenke gewickelt und fest verknotet.
● Nun heben Sie das oben liegende Bein gegen den Zug des Bandes, halten die Spannung fünf Sekunden und lassen wieder nach.
⏱ Wiederholen Sie die Übung auf jeder Seite mehrere Male und wechseln Sie danach zur Gegenseite.

5. Kräftiger Beckenboden

Gezielte Beinarbeit

● Sie stehen aufrecht, die Füße etwa hüftbreit auseinander. Ziehen Sie das Band unter einem Fuß durch und halten Sie die Enden stramm in den Händen bei rechtwinklig gebeugten Armen.
● Bewegen Sie das Bein mit dem Band etwas nach hinten und tippen Sie – quasi in Schrittstellung – mit der Fußspitze auf den Boden.
⏱ Jetzt ziehen Sie das hintere Bein etwa 20-mal angewinkelt nach vorn und tippen dann wieder hinten auf. Wichtig: Die Hüfte bleibt dabei stets gerade. Wechseln Sie anschließend zur Gegenseite.

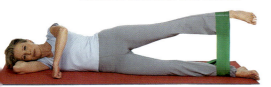

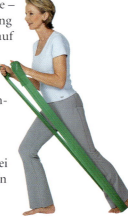

Mit sanfter Fitness läuft's besser

Muskeltraining im Fitnessstudio

Anleitung und Tipps für Anfänger

In einem guten Fitnessstudio haben Sie vielfältige Möglichkeiten, Ihre Muskeln zu kräftigen. Dort erhalten Sie zum Einstieg eine Anleitung für den Umgang mit den Geräten und ein auf Sie persönlich zugeschnittenes Trainingsprogramm. Außerdem steht Ihnen in den ersten Übungsstunden eine Trainerin zur Seite, die Ihnen wichtige Rückmeldungen gibt. So können sich keine Fehlhaltungen einschleichen. Sie lernen, Ihre Gelenke zu schonen, und erhalten Tipps für die Gestaltung Ihrer Alltagsabläufe sowie für ergonomisch sinnvolles Bewegungsverhalten, Heben und Tragen.

Trainingsmöglichkeiten für alle Muskelbereiche

Sinnvolles Muskeltraining im Fitnessstudio besteht aus einer Kombination von Übungen an Kraftmaschinen, mit Kabelzügen, Hanteln oder reiner Gymnastik. Ein echter Vorteil der Kraftmaschinen gegenüber Kabelzug- und Hantelübungen liegt darin, dass hier die Bewegungsführung von der Maschine genau vorgegeben ist und dass Fehl- und Ausweichbewegungen deshalb fast nicht möglich sind. Daher sind sie gerade auch für Einsteiger geeignet.

Die Übungen können entweder auf bestimmte Körperbereiche, zum Beispiel speziell den Rücken, ausgerichtet sein oder Sie trainieren alles durch: von den Schultern über Arme, Brust, Bauch, Rücken und Po bis zu den Beinen.

Vor dem Muskeltraining steht immer eine Aufwärmphase auf dem Stepper, dem Laufband, dem Trainingsfahrrad oder der Rudermaschine. Nach den Übungen sollten Sie das Dehnen nicht vergessen, um Muskelkater vorzubeugen.

Wärmen Sie sich vor dem Krafttraining gut auf!

Frauen unter sich

Wenn Sie sich scheuen, als Neuling in ein gemischtes Fitnessstudio zu gehen, wenden Sie sich an eines der zahlreichen Frauenstudios! Hier bleiben Sie meist unbehelligt vom Stress einer verkappten Modenschau und das Training ist auf die Bedürfnisse von Frauen auch in reiferen Jahren abgestimmt. Auch Sportvereine haben vielfach Trainingsgruppen ausschließlich für Frauen.

Sanftes Stretching hält beweglich

Jugendliche Frische für Körper, Geist und Seele können Sie sich für lange Zeit bewahren, wenn Sie Ihre Gelenke beweglich und den Körper biegsam halten. Das Grundprinzip des Dehnens: Alle Bewegungen sollen sanft und langsam, gleichmäßig dehnend bis zur Grenze des Möglichen und ohne Nachwippen ausgeführt werden. Das Wippen ist deshalb so ungut, weil dabei die Muskelfasern aus der Dehnung wieder zurückschnellen und nur mit zusätzlicher Kraft wieder gedehnt werden können. Das hinterlässt mikroskopisch kleine Überdehnungen an den Muskelfasern, die sich später unangenehm als Muskelkater bemerkbar machen. Richtiges Stretching dagegen beugt Muskelkater vor.

Den Muskel nicht zu schnell auseinander ziehen

Einmal durchdehnen, bitte!

Die folgenden sechs Stretching-Übungen tun nicht nur gut, sondern aktivieren die Muskeln von Kopf bis Fuß. Sie sorgen dafür, dass die Muskeln elastisch bleiben und sich durch häufigen sportlichen Einsatz nicht verkürzen – was zu Gelenkbeschwerden führen könnte.

1. Po- und Beinmuskulatur

- Sie stehen auf einem Bein und umfassen zugleich das andere Bein auf Höhe des Knies mit beiden Händen.
- Ziehen Sie jetzt das Knie beziehungsweise das Bein möglichst weit nach oben in Richtung Brust. Der Rücken soll dabei gerade bleiben.
- Dehnen Sie etwa eine Minute lang und wechseln Sie danach zur anderen Körperseite.

Dehnt Po, Wade und Oberschenkel

2. Vorderseite der Oberschenkel

- Sie stehen auf einem Bein mit leicht angewinkeltem Knie. Greifen Sie den Fuß des anderen Beines am Spann und ziehen Sie ihn sanft in Richtung Po. Sie spüren die Dehnung im vorderen Oberschenkel und der Hüfte.
- Dehnen Sie etwa eine Minute lang und wechseln Sie danach zur anderen Körperseite.

3. Körperrückseite

- Stellen Sie ein Bein gestreckt vor sich auf einen Stuhl, oder – wenn Sie schon etwas geübter oder sehr beweglich sind – waagerecht in Hüfthöhe nach vorn auf ein Geländer, gegen eine Wand oder einen Baum.
- Nun senken Sie den Oberkörper vorsichtig in Richtung Bein; die Nase zieht Richtung Knie und die gestreckten Arme wandern, so weit es geht, das Schienbein entlang in Richtung Fuß. Sie spüren nun eine Dehnung im Po, an der Rückseite des Oberschenkels und der Wade, im Rücken und im Nacken.
- ⏱ Dehnen Sie etwa eine Minute lang und wechseln Sie danach zur anderen Körperseite.
- **Variante:** Sie können die Übung auch ohne Stuhl ausführen. Stellen Sie das gestreckte Bein zum Ausfallschritt nach vorn und beugen Sie das andere – das Standbein – stark ab. Der Ablauf der Übung selbst bleibt unverändert, indem sich der Oberkörper vorsichtig in Richtung des vorgestellten Beins absenkt.

Vor allem die Rückseite der Beine wird gedehnt

4. Schultern und Arme

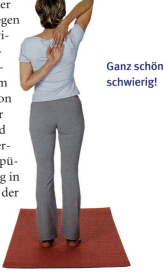

Ganz schön schwierig!

- Greifen Sie mit einem Arm hinter den Kopf und legen Sie die Hand zwischen die Schulterblätter. Versuchen Sie mit dem anderen Arm, von unten die Finger zu erreichen und die Hände zu verschränken. Sie spüren die Dehnung in der Schulter, an der Rückseite des Oberarms und der Vorderseite des Unterarms.
- ⏱ Dehnen Sie etwa eine Minute lang und wechseln Sie danach zur anderen Körperseite.

5. Hals, Schultern und Arme

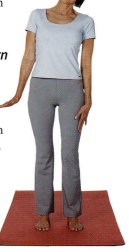

- Sie stehen aufrecht, Ihre Arme liegen seitlich neben dem Körper. Senken Sie mit gestrecktem Arm langsam eine Schulter und spreizen Sie dabei die Hand der anderen, gedehnten Seite im Handgelenk rechtwinklig geknickt nach außen ab.

Den Kopf nicht nach vorn strecken

● Neigen Sie den Kopf zur Gegenseite. Der Blick ist nach vorn gerichtet. Damit die Halswirbelsäule gerade bleibt, legen Sie das Kinn zum Doppelkinn. Sie spüren die Dehnung in der Schulter, im Nacken und an der Außenseite des Oberarms.

⏱ Dehnen Sie etwa eine Minute lang und wechseln Sie danach zur anderen Körperseite.

6. Körperseite

● Sie stehen aufrecht, die Beine hüftbreit. Strecken Sie einen Arm senkrecht nach oben – die Handfläche zeigt zur Innenseite – und legen Sie gleichzeitig die Handinnenfläche des anderen Armes auf Ihren eingezogenen Bauch.
● Neigen Sie nun den Rumpf zur Seite; die Hand des nach oben gestreckten Armes beschreibt dabei einen Bogen. Sie spüren die Dehnung seitlich an Hals und Rumpf.
⏱ Dehnen Sie etwa eine Minute lang und wechseln Sie im Anschluss daran zur anderen Körperseite.

Alleskönner Aqua-Training

Fitnesstraining im Wasser ist supereffektiv: Es stärkt die Muskeln und hält den ganzen Körper beweglich. Zudem bietet es viele Vorteile gegenüber dem Fitnesstraining an Land. Der vielleicht wichtigste: Der Körper muss, durch die Auftriebskraft des Wassers bedingt, nur noch ein Fünftel seines Gewichts tragen. Das Training lässt sich länger als sonst durchführen, weil es weniger anstrengend ist, und man kann unter Entlastung seiner Gelenke die Muskeln gegen den Wasserwiderstand trainieren und aufbauen. Auf diese Weise wird jedes Übungsprogramm im Wasser noch effektiver als an Land. Aqua-Training tut gut: Man fühlt sich wunderbar leicht; die Sinne werden angeregt, das Gleichgewichtsgefühl stimuliert.

So richtig zum Abtauchen: Training im Wasser hat seinen besonderen Reiz.

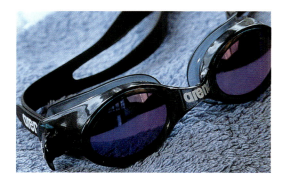

Mit sanfter Fitness läuft's besser

Im Schutz des Wassers

Die Gefahr, sich zu verletzen, ist im Wasser deutlich reduziert: Es dürfte zum Beispiel kaum vorkommen, dass Sie sich, wie es bei lebhaftem Aerobic recht schnell passieren kann, den Fuß umknicken.

Der Eigendruck des Wassers sorgt außerdem dafür, dass Sie beim Trainieren am ganzen Körper wie von einem milden Stützstrumpf umfangen sind. Das fördert die Durchblutung vor allem der Venen und beugt Krampfadern vor.

Das kräftigt die Lungen

Der Wasserdruck unterstützt auch die Atmung und Lungentätigkeit und damit die Versorgung aller Körperzellen mit frischem Sauerstoff.

Hilfsmittel geben Auftrieb

Es gibt einige praktische Hilfsmittel, mit denen Sie sich nahezu schwerelos im Wasser treiben lassen können:

- Die Poolnudel ist eine 1,5 Meter lange Schaumstoffrolle.
- Aqua-Mitts sind auftriebfördernde Fäustlinge.
- Eine Schwimmweste hält den Rumpf im Wasser aufrecht.

Voraussetzungen fürs Training

Übungen im Wasser können Sie in einem speziellen Aqua-Fit-Kurs erlernen, den heute die meisten öffentlichen Schwimmbäder sowie die Schwimmvereine anbieten.

Danach können Sie ganz nach Belieben weitertrainieren – einmal korrekt angeleitet, wenden Sie an, was immer Ihnen gefällt. Zu beachten sind nur einige Grundregeln:

Nach Lust und Laune variieren

▶ Das Wasser sollte nicht wärmer als 32 °C sein, damit Sie durch Überhitzung nicht zu schnell ermüden.

▶ An einem Kaltbadetag sollten Sie besser nicht trainieren, denn dann werden Sie erst durch schnelles Schwimmen ausreichend warm.

▶ Suchen Sie sich einen ruhigen Bereich im Becken aus, wo Sie ungestört sind. Bleiben Sie aber in der Nähe des Beckenrands, damit Sie sich bei Bedarf jederzeit festhalten können. Je nach Trainingsniveau können Sie im tiefen oder hüfthohen Wasser üben.

▶ Hilfsgeräte wie Poolnudel oder Aqua-Mitts (siehe Kasten) unterstützen den Auftrieb im Wasser und erleichtern es, sich allein auf die Bewegungen zu konzentrieren.

PRAXIS
Alleskönner Aqua-Training 55

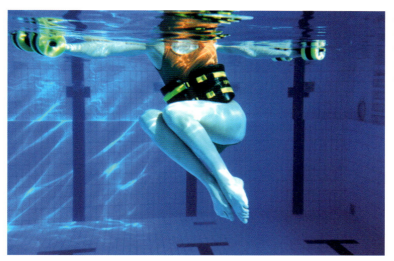

Aqua-Training bringt viel – für Fitness und Gesundheit.

Aqua-Workout für Kraft und Beweglichkeit

1. Die Gesamtmuskulatur kräftigen

- Setzen Sie sich auf eine Poolnudel und halten Sie die Arme mit Aqua-Mitts seitlich weggestreckt.
- Heben Sie die Beine im Wasser gestreckt auf Hüfthöhe und balancieren Sie mit eingezogenem Bauch zunächst das Gleichgewicht aus.
- Nun führen Sie erst die Arme vor dem Körper gestreckt zusammen, dann spreizen Sie Beine und Arme zeitgleich und führen sie wieder zusammen.
- Wiederholen Sie die Übung mehrere Male.

Gut für die gesamte Körpermuskulatur

2. Den Körper lockern und stärken

- Ziehen Sie eine Poolnudel zwischen den Beinen durch und bleiben Sie bis zu den Schultern unter Wasser. Mit kräftigen Armschlägen – mit oder ohne Aqua-Mitts – und raumgreifenden Schritten joggen oder walken Sie nun einige Runden quer durchs Becken.

3. Beine und Hüften dehnen, den Beckenboden kräftigen

- Halten Sie sich mit beiden Händen an der Randstange fest, den Bauch zur Beckenwand hin gewandt. Dann stellen Sie in Grätschstellung beide Füße mit der Sohle flach gegen die Beckenwand.

PRAXIS
Mit sanfter Fitness läuft's besser

● Bewegen Sie sich nun langsam von einer Seite zur anderen und beugen und strecken Sie dabei konzentriert die Knie. Achten Sie darauf, dass Sie die Schultern nicht verspannen und bis zum Hals im Wasser bleiben.
● Um die Muskulatur des Beckenbodens zu kräftigen, bleiben Sie in der Mittelstellung, beugen beide Knie gleichzeitig und schieben das Becken zügig in Richtung Beckenwand und wieder zurück.
⊕ Wiederholen Sie die Bewegungen mehrfach. Diese Übung fördert auch die Beweglichkeit in den Hüftgelenken.

Für Beckenboden und Hüftgelenke

Geistig fit mit Gehirn-Jogging

Anreize für die grauen Zellen schaffen

Nicht nur der Körper, auch das Gehirn braucht tägliches Training. Unser Gehirn hat die erstaunliche Fähigkeit, durch intensivste Vernetzung der Nervenzellen untereinander ein Leben lang in seiner Kapazität zu wachsen – aber nur, wenn es ausreichend angeregt wird.
Das bedeutet nicht, dass Sie täglich die verzwicktesten Denksportaufgaben bewältigen müssen, um geistig auf der Höhe zu bleiben. Es reicht schon ein regelmäßiger Wechsel zwischen unterschiedlichen Sinnesreizen, Konzentration und Entspannung. Programme und Übungen, mit denen Sie Ihr Denken beweglich halten und Ihr Wissen erweitern können, funktionieren alle ähnlich: Gezielte Sinneseindrücke regen die Aufmerksamkeit an, verschiedene Aufgabenstellungen fördern die Kombinationsgabe, neue Informationen erweitern die Merkfähigkeit.
Alle Spiele, die das Kurz- und Langzeitgedächtnis trainieren, sind dafür geeignet, also anspruchsvolle Kreuzworträtsel, Trivial Pursuit oder auch Quizspiele, die Sie im TV verfolgen können. Wichtig aber gerade beim Fernsehen: Raten Sie immer aktiv mit!

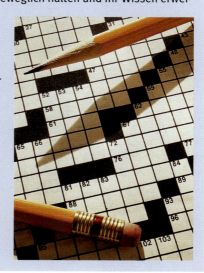

Rätsel und Quizspiele halten das Denken beweglich.

Den Beckenboden trainieren

Eigenartig: Gerade der für die urweibliche Empfindsamkeit wichtigste Körperbereich bleibt von vielen Frauen so gut wie unbemerkt. Denn so unentbehrlich der Beckenboden für den aufrechten Gang, die allgemeine Beweglichkeit und das perfekte Funktionieren der Ausscheidungsfunktionen ist – er wird kaum zur Kenntnis genommen. Dabei wären gerade befriedigender Sex und Schwangerschaft ohne den kräftigen und elastischen Beckenboden undenkbar.

Der Aufbau des Beckenbodens

Der Beckenboden besteht aus mehreren Schichten von übereinander liegenden Muskelsträngen und -platten, die wie ein Netz mit mehrfachem Boden die untere Öffnung des knöchernen Beckens verschließen. Dieser komplizierte Aufbau ist deshalb nötig, weil der Beckenboden mehrere Aufgaben zu erfüllen hat. Vor allem stützt er den Beckenausgang von unten ab; das ist unerlässlich, um die inneren Organe an ihrem Platz zu halten, wenn sie durch die Schwerkraft beim

Der Beckenboden hat vielfältige Aufgaben

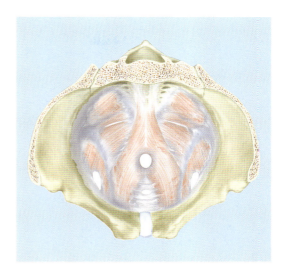

Sitzen und Stehen unweigerlich nach unten sinken.
Allerdings müssen sich die Ausscheidungsorgane nach außen entleeren können. Deshalb hat der Beckenboden schmale Muskelschlitze: einen für die Harnröhre, einen für den Darm und bei der Frau noch einen dritten für die Scheide. Blase und Darm sollen sich jedoch gezielt und nicht kontinuierlich entleeren. Damit es nicht zur Inkontinenz kommt, verschließen feste, schmale Ringmuskeln den jeweiligen Ausgang dicht.

Mehrere Muskelschichten bilden einen tragfähigen Beckenboden.

Der kleine Unterschied

Nur die Scheide braucht keinen solchen Verschluss – im Gegenteil: Sie muss sich bei einer Entbindung weit genug ausdehnen können, um das Baby hindurchzulassen. Die begrenzenden Muskelstränge verlaufen im Scheidenbereich deshalb rechts und links vom Scheideneingang nebeneinander. Das ermöglicht zwar ausreichend Platz, schwächt aber potentiell die mechanische Stützkraft des Beckenbodens.

Zusammenspiel der Muskeln

Der Beckenboden steht im gesamten Muskelspiel des Körpers nicht allein. Denn die Bauch- und Rückenmuskeln setzen im oberen und seitlichen Bereich des Beckens an und die Beinmuskulatur an den Seiten und unten. Erst im Zusammenspiel der unterschiedlichen Muskelgruppen wird der aufrechte Gang und eine ausgewogene Bewegung möglich.

Man sieht also: Der Beckenboden ist immens wichtig und seine Kraft wird ständig gebraucht – er fällt nur nicht auf, weil er von außen nicht sichtbar ist.

Voraussetzung für harmonische Bewegungsabläufe

Die Eigenwahrnehmung schulen

Um sich eine konkrete Vorstellung vom Beckenboden zu machen, probieren Sie am besten einmal die folgenden Aufmerksamkeitsübungen.

▶ Setzen Sie sich auf den Rand eines Hockers oder des WC, Sie können die Unterwäsche dabei ruhig anlassen. Bedecken Sie mit der flachen Hand von unten die Scheide – die Fingerspitzen reichen bis zum Gesäßansatz. Drücken Sie von unten mit der Mittelhand sanft in den Beckeneingang hinein: Spüren Sie den elastischen Widerstand der Muskelplatte?

▶ Stellen Sie sich nun vor, Sie würden die Blase entleeren. Dann spannen Sie an, als wollten Sie den Harnstrahl unterbrechen. Spüren Sie unter der flachen Hand, wie sich die Muskeln zusammenziehen? Fühlen Sie die Kraft der Muskelstränge auch im Beckenboden selbst?

▶ Dieselbe Wahrnehmungsübung können Sie auch mit dem Darmausgang probieren – da ist sie sogar noch leichter. Lassen Sie den Beckenboden zunächst locker und kneifen Sie den Po anschließend fest zusammen, als wollten Sie dringend den Stuhlgang zurückhalten. Spüren Sie den kräftigen Zug im Beckenboden?

Anspannen und entspannen

Effektives Beckenbodentraining

Diese Übungen können Sie zu einer regelrechten Gymnastik ausweiten. Für den Alltag brauchen Sie dann nicht mehr mit der

PRAXIS

Den Beckenboden trainieren

Hand nachzutasten, weil Sie längst die Wahrnehmung im Beckenboden gestärkt haben. Und niemand wird Ihnen ansehen, dass Sie gerade Ihren Beckenboden trainieren, selbst wenn Sie die Übungen nebenbei in der Straßenbahn, im Bus, im Büro oder in der Warteschlange durchführen. Wenn Sie im Stehen üben, ist es wichtig, dass Sie kein Hohlkreuz machen, sondern zentriert und mit beiden Sohlen fest auf dem Boden stehen.

Die Wirkung steigern

Den Harnstrahl unterbrechen

Natürlich können Sie die Übungen auch in »Wirklichkeit« machen, also beim Wasserlassen tatsächlich den Harnstrahl durch kräftiges Kneifen anhalten. Diese Übung ist vor allem für Frauen empfehlenswert, die eine leichte Senkung haben, an Harn-Inkontinenz leiden oder nach einer Entbindung mit Beckenbodengymnastik wieder zu ihrer alten Form finden wollen.
Sie verbessern die Wirksamkeit der Übungen noch, wenn Sie spezielle Vaginalkegel in die Scheide einführen und versuchen, diese mit Muskelkraft festzuhalten. Die Kegel sehen aus wie Tampons und haben einen glatten Kunststoffmantel. Im Inneren enthalten sie unterschiedlich schwere Bleifüllungen. Sie können zur Behandlung einer Inkontinenz auch ärztlich verschrieben werden. Schon nach einer relativ kurzen Übungszeit werden Sie die erhöhte Spannkraft Ihres Beckenbodens bemerken. Das wussten übrigens die Asiatinnen schon vor Jahrtausenden; die metallenen »Liebeskugeln« der Japanerinnen funktionieren nach dem gleichen Prinzip.
Auch Ihre sexuelle Empfindsamkeit können Sie mit den genannten Übungen steigern. Beckenbodengymnastik hilft nicht zuletzt, Beschwerden bei Hämorrhoiden zu lindern.

Geheimnisvolle Liebeskugeln

Beckenbodengymnastik mit dem Petzi-Ball

Die Wirksamkeit der Beckenbodenübungen lässt sich mit dem Petzi-Ball noch steigern. Mit diesem dicken Sitzball zu turnen macht überdies großen Spaß. Probieren Sie einmal folgende Übungen aus.

1. Die Wahrnehmung des Beckenbodens stärken

● Setzen Sie sich auf den Ball, spreizen Sie die Beine und halten Sie mit beiden Fußsohlen guten Kontakt zum Boden.
● Wippen und hüpfen Sie ein bisschen, rollen Sie das Becken vor und zurück, machen Sie ei-

Das Becken kreisen lassen

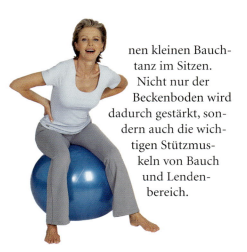

...nen kleinen Bauchtanz im Sitzen. Nicht nur der Beckenboden wird dadurch gestärkt, sondern auch die wichtigen Stützmuskeln von Bauch und Lendenbereich.

2. Den Beckenboden aktivieren

Das Kreuzbein liegt am Boden auf

● Legen Sie sich auf den Rücken, den Ball dicht ans Becken herangezogen und die Waden auf den Ball gelegt. Der Beckenboden soll dabei unbedingt leicht angespannt sein und die Lendenregion fest auf dem Boden liegen. Die Arme sind zur Stabilisierung des Körpers seitlich ausgestreckt (die Handflächen zeigen zur Decke).
● Rollen Sie nun die Hüften und den Ball leicht von einer Seite zur anderen. Machen Sie währenddessen kein Hohlkreuz.
⏱ Wiederholen Sie die Übung 10- bis 20-mal.

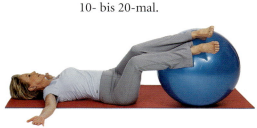

3. Kräftigung der Bauchmuskulatur

● In derselben Ausgangsposition wie bei Übung 2 strecken Sie die Beine und schieben damit den Petzi-Ball etwas von sich weg. Anschließend ziehen Sie den Ball wieder dicht zu sich heran.
⏱ Wiederholen Sie die Übung 10- bis 20-mal.

4. Noch einmal: Den Beckenboden aktivieren

● Sie liegen auf dem Rücken. Ziehen Sie den Ball nah an den Körper, öffnen Sie die Knie etwa beckenbreit und fassen Sie den Ball mit den Fersen. Dann heben Sie das Becken mit der Kraft der Bauch- und Rückenmuskeln etwas an – Trainierte schaffen es sogar bis in die Streckhaltung. Am Ende kommen Sie langsam wieder auf den Boden.
⏱ Wiederholen Sie die Übung ebenfalls 10- bis 20-mal.

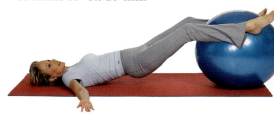

Gepflegt und attraktiv erscheinen

Schönheit ist Ansichtssache

»Bin ich schön?« Welche Frau hat sich das beim Blick in den Spiegel noch nicht gefragt! Doch was ist eigentlich Schönheit? Ein objektives Maß für diesen höchst subjektiven Wert gibt es sicher nicht. Schönheit ist auf alle Fälle nicht dasselbe wie Perfektion – selbst wenn wir das gern glauben wollen. Schön wirken bei genauem Hinsehen vor allem jene Menschen, die interessant, eigen, selbstbewusst, lebendig und auf persönliche Weise reizvoll sind. Das ist nicht gleichbedeutend mit sexuell aufreizend, wenngleich die Erotik natürlich auch eine Rolle spielt. Schönheit kommt von innen und ist nicht abhängig von glatter Haut oder modischer Kleidung. Doch das äußere Erscheinungsbild kann die Persönlichkeit positiv unterstreichen und zur persönlichen Ausstrahlung wesentlich beitragen.

Typgerecht gekleidet

Viele Frauen haben mit den Jahren ihren eigenen Stil gefunden und sind im Großen und Ganzen zufrieden mit ihrem Äußeren.

Andere jedoch waren vielleicht schon immer unsicher in Bezug auf ihr Aussehen – und die Veränderungen der Wechseljahre können ihrem Selbstbewusstsein einen zusätzlichen Dämpfer versetzen. Dabei genügen oft schon ein paar simple Anregungen für eine ansprechendere Aufmachung, um über solche »Hänger« hinwegzukommen.

Welche Farbe passt zu Ihnen?

Einerlei, ob Sie sich bei der Auswahl Ihrer Kleidung eher nach Bequemlichkeit, Preis, Qualität, Anlass oder mehr nach aktuellen Trends richten – es gibt einige Grundprinzipien, die von der Mode unabhängig sind:

▶ Aufeinander abgestimmte, milde Farben wirken klassisch und geschmackvoll. Starke Kontraste können nicht nur lebhaft, sondern auch grell wirken und passen daher eher zu einer entsprechend starken Persönlichkeit.

▶ Helle Farben sind freundlich und ansprechend, können ohne einen leichten Kontrast in Accessoire, Stil oder Farbe jedoch auch langweilig und blass erscheinen.

Starke Kontraste – nicht für jeden Typ geeignet

PRAXIS

Gepflegt und attraktiv erscheinen

Typgerecht ist, was der Figur, dem Teint und der Haarfarbe schmeichelt.

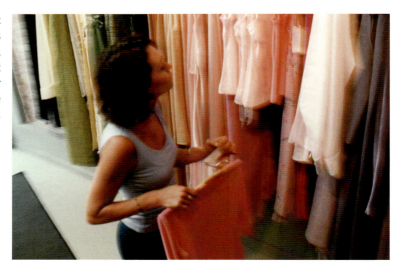

Dunkle Farben wirken ernst, konservativ und mitunter auch düster. Das gilt auch für das an sich zeitlose und klassisch-elegante Schwarz.

▶ Große, bunte und quer laufende Muster stehen nur Personen, die ihre Kleidung richtig »ausfüllen«: Eine lebensfrohe Frau mit Übergröße kann im magentafarbenen Kleid an Ausstrahlung gewinnen, eine eher schüchterne Person trotz Idealmaßen darin verloren und blass erscheinen.

Stoffe und Schnitte mit dem gewissen Etwas

Auch die Textilien haben je nach Web- oder Strickart, Material und Oberfläche einen besonderen Charakter:

▶ Glatte Stoffe wirken distanzierend, wollige oder fasrige eher behaglich.

▶ Besonders feminin sind auf Taille geschnittene Kleider und Röcke. Figurbetonende Teilungsnähte zeichnen die Konturen des Körpers nach und schmeicheln so gut wie jeder Figur.

▶ Versuchen Sie, mit Ihrer Kleidung jene Körperbereiche zu betonen, die Sie selbst bei sich am vorteilhaftesten finden, und lenken Sie damit von den ungünstigeren ab.

▶ In Maßschneidereien, die es heute wieder öfters gibt, kann man sich Kleidung aus selbst gewählten Stoffen und nach eigenen Mustern anfertigen lassen und so den persönlichen Stil verwirklichen.

Mit raffinierten Schnitten die Figur betonen

Reife Haut braucht eine gute Pflege

Ihre Haut bleibt auch in den Wechseljahren gesund und frisch, wenn Sie sie regelmäßig pflegen. Sie braucht jetzt allerdings fetthaltigere Cremes als in den Jahren davor. Damit verhindern Sie die Austrocknung der obersten Hautschichten und beugen Trockenheitsfältchen wirksam vor.

Fältchen rechtzeitig vorbeugen

Der Alterungsprozess der Haut lässt sich zwar letztlich nicht vermeiden, aber vorbeugend können Sie doch einiges tun: Reinigen Sie abends Gesicht und Hals gründlich mit milden Lotionen. Cremen Sie sich zweimal täglich mit Feuchtigkeitscreme für die reife Haut ein; sie enthält höhere Fettanteile. Kosmetische Behandlungen, die man sich ab und zu leisten kann, wenn man sich einmal etwas gönnen möchte, haben zusätzlich sehr angenehme Pflegewirkungen.

Schutz vor UV-Strahlen

Urlaubsbräune ist nicht so gesund, wie sie aussieht

Schützen Sie sich vor zu starker Sonneneinstrahlung: Vermeiden Sie ausgiebige Sonnenbäder, tragen Sie Hüte mit breiten Krempen und verwenden Sie Cremes mit hohem Lichtschutzfaktor für Kopf, Schultern, Arme und Dekolleté.

Verzichten Sie im Interesse Ihrer Hautgesundheit grundsätzlich auf ausgiebige Sonnenbäder und das Solarium, denn UV-Strahlen lassen die Haut nicht nur schneller knittern, sondern können bei zu häufiger Einwirkung nachweislich Krebs auslösen.

Achten Sie vor allem auch auf eine vitalstoffreiche Ernährung. Sie ist die Basis für strahlende und gesunde Haut und Haare.

Deutlich fühlbar: Reife Haut ist oft trocken.

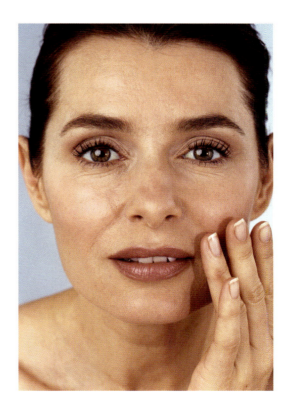

Schönes Haar – keine Zauberei

Ergrauendes Haar braucht nicht unbedingt eine andere Pflege als in den Jahren zuvor. Die Grundregeln für schonende Haarpflege gelten in jedem Lebensalter: Verwenden Sie immer ein mildes Shampoo, rubbeln Sie die Kopfhaut nicht zu stark und stellen Sie den Föhn beim Haartrocknen auf eine niedrige Stufe. Wenn Sie sich mit Kaltluft föhnen, glänzt das Haar noch mehr!

Die Kopfhaut sanft massieren

Wer seine grauen Haare färben möchte, sollte die Färbung nie mit einer Dauerwelle kombinieren, denn die chemischen Behandlungen strapazieren die Haare zu stark: Sie trocknen aus und können im Extremfall brechen.

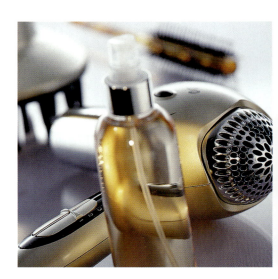

Naturgraues und weißes Haar kann – typgerecht geschnitten und gestylt – sehr schön sein. Probieren Sie aus, ob das für Sie in Frage kommt.

Föhnen auf niedriger Stufe schont die Haare.

Medizinische Hilfe bei Haarausfall

Haben Frauen Haarausfall, kann die Medizin nur in einem einzigen Fall helfen: Bei erhöhtem Androgenspiegel (männliche Geschlechtshormone, die es auch im Körper der Frau gibt) gleichen Östrogene als Tabletten oder Gel den Hormonhaushalt wirkungsvoll aus (Seite 102). Unter dieser Behandlung bildet sich übermäßige Körperbehaarung, wie etwa ein Damenbart, zurück und der Haarausfall wird gestoppt.

TIPP!
Raffinierte Strähnen

Die ersten grauen Haare muss man nicht gleich komplett mit einer Coloration überdecken: Lassen Sie den Friseur Strähnen in Ihrer eigentlichen Haarfarbe in die grauen Partien setzen. Bei einem hellen Naturton lassen sich auch mit Strähnchen in verschiedenen Nuancen schöne Effekte erzielen.

Sicher verhüten

Die Wissenschaft hat Erstaunliches festgestellt: Manche junge Paare mit Kindern und Beruf sind so ausgelastet, dass sie seltener Sex haben als die eigenen Eltern. Einer Studie zufolge haben im 50. Lebensjahr fast 88 Prozent der Frauen in einer festen Partnerschaft einmal in der Woche Verkehr. Das ist im Durchschnitt fast genauso häufig wie bei Paaren, die 20 Jahre jünger sind. Bis zur Menopause bleibt die Verhütung in den Wechseljahren also ein wichtiges Thema.

Die Möglichkeiten

Kondom und Diaphragma

Wichtige Verhütungsmittel sind für den Mann das Kondom und für die Frau das Diaphragma. Letzteres ist ein wiederverwendbarer Gummiring mit einer darüber gespannten Latexhaut; es deckt den Muttermund ab. Nach dem Verkehr muss es noch zwölf Stunden liegen bleiben.

Gut geschützt mit Spirale

Die Spirale (Intrauterinpessar) ist in den Wechseljahren am meisten zu empfehlen. Sie besteht aus einem gebogenen Kunststoffstäbchen oder -ring und ist teilweise mit Kupferdraht umwickelt. Sie verhindert das Einnisten einer befruchteten Eizelle, das Kupfer hemmt die Beweglichkeit der Spermien. Sie wird bei einer frauenärztlichen Untersuchung eingelegt und kann bis zu fünf Jahre in der Gebärmutter liegen, in den Wechseljahren sogar länger.

Sicherheit der Spirale steigt, je länger sie liegt

Die Pille

Wenn Sie die Pille nutzen möchten, müssen Sie die Gegenanzeigen in den Wechseljahren noch genauer als in jüngeren Jahren beachten, weil die Risiken altersbedingt höher sind. Bei Bluthochdruck, Thrombose, Gerinnungsstörungen, starken Krampfadern, Leberschäden und -krankheiten oder als Raucherin sollten Sie nicht hormonell verhüten.

Sterilisation

Eine Sterilisation beim Mann ist einfacher, weniger gefährlich und billiger als bei der Frau. Sie kann ambulant beim Urologen vorgenommen werden und beeinflusst die Potenz nicht nachteilig.

Gesund essen und genießen

Früher hatte ich nicht so viel Freude am Kochen. Das hat sich geändert, seit ich bewusst darauf achte, was auf den Tisch kommt. Wir sind jetzt zwar keine »Müslis« geworden, aber ich achte mehr auf Frische, koche mit weniger Fett (das geht prima!) und wir essen nur noch wenig Fleisch, Wurst überhaupt nicht mehr. Salat gibt's dafür jeden Tag. Inzwischen hat mir meine Tochter (so weit ist es schon gekommen!) ein Kochbuch geschenkt und wir kochen öfters zusammen – das macht mir jetzt richtig Spaß. (Christine, 48)

In jeder Kultur und Region sieht die Ernährung zwar etwas anders aus, doch eins gilt überall: Gesund ist eine vollwertige, qualitativ hochwertige Kost. Schon beim Einkauf fängt es an: Die Nahrungsmittel sollten möglichst aus der näheren Umgebung – am besten aus dem eigenen Garten – kommen, damit sie reif und mit dem optimalen Gehalt an Wertstoffen geerntet werden können. Zu Hause sollten sie schnell verbraucht werden, um Energieverluste zu vermeiden.

Obst und Gemüse aus heimischem Anbau

Bekömmliche Genüsse

Die Vorstellung, Vollwertkost bestehe aus unansehnlichen Lebensmitteln wie eingeweichten Körnern und Schrumpeläpfeln, ist längst passé. Küche auf hohem Qualitätsniveau bedeutet selbst für Profiköche heute nicht exotische und sündhaft teure Extravaganzen, sondern feine, frische Genüsse der Regionalküche. Gesunde Lebensmittel enthalten weder künstliche oder »naturidentische« Aromastoffe noch Rückstände von Antibiotika, die das Immunsystem auf Dauer schwächen, aber auch keine Hormone, die das körpereigene Hormonsystem stören. Andere

Überlegtes Einkaufen schont den Geldbeutel

> **TIPP!**
> **Teure Ökoware?**
> Vollwertkost muss nicht unbezahlbar sein. Wenn Sie maßvoll Frischware einkaufen und Gemüse der Saison bevorzugen, verdirbt auch nicht so viel. Und teures Fleisch kann ruhig ein seltener Festtagsgenuss bleiben.

TIPP!
Mehr Obst und Gemüse, weniger Fleisch

Ein griffiger Slogan der Amerikaner lautet: »Take five to stay alive« (»Nimm fünf und bleib gesund«). Machen Sie es nach: Fünf Portionen Gemüse und Obst aus der Ampelkoalition Rot-Gelb-Grün pro Tag liefern Ihnen alle notwendigen Vitalstoffe.
Ihr Risiko für Herz-Kreislauf-Erkrankungen lässt sich außerdem um mindestens 20 Prozent senken, wenn Sie auf Ihren Speiseplan wenig Fleisch, dafür umso mehr Obst und Gemüse setzen.

Schadstoffe wie Schwermetalle oder Pflanzenschutzmittel sind durch die strengen Auflagen bei Anbau und Zucht von Vollwertlebensmitteln weitgehend ausgeschlossen.

Süßigkeiten nur selten naschen Süße Sachen sollten Sie generell mit Rücksicht auf Figur, Zähne und Stoffwechsel nur in Maßen genießen.

Nahrungsmitteln, die Phytoöstrogene enthalten. Zu letzteren zählen die Isoflavone und die Lignane. Diese Stoffe entstehen bei der Verdauung im Darm aus den pflanzlichen Vorstufen. Vor allem Sojabohnen, Leinsamen, Kichererbsen und Rotklee enthalten hohe Konzentrationen dieser wertvollen Substanzen.

Sojabohnen enthalten Isoflavone.

Pflanzenöstrogene

Ein hochaktuelles Feld der Lebensmittelforschung beschäftigt sich mit den »Phytoöstrogenen«, über die man längst noch nicht alles weiß. Sie gleichen dem Östrogen in ihrer biochemischen Wirkung und können deshalb auch im menschlichen Organismus hormonähnliche Wirkungen zeigen. Man unterscheidet dabei die Heilpflanzen, die in Medikamentenform angeboten werden (Seite 108), von den

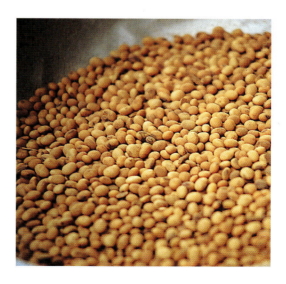

Geheimnisvolle Sojabohne

Soja gegen Hitzewallungen
In den asiatischen Ländern, in denen traditionell viel Soja verzehrt wird, ist die Brustkrebsrate relativ niedrig, und Wechseljahresbeschwerden – vor allem Hitzewallungen – sind auffallend selten. Ursache sind, wie man heute vermutet, besagte Pflanzenöstrogene, die anscheinend die Fähigkeit haben, schwankende Hormonspiegel in gewissem Maß zu stabilisieren. Doch natürlich wirkt Soja als »Arzneimittel auf dem Speiseteller« bei weitem nicht so intensiv wie etwa eine Hormontherapie.

> **TIPP!**
>
> ### Ihr täglicher Speiseplan
>
> Um Ihren Hormonhaushalt stabil zu halten und beginnenden Wechseljahresbeschwerden vorzubeugen, halten Sie es wie die Japanerinnen: Ein halber Liter Sojamilch, mit Kalzium angereichert, und 50 Gramm Tofu am Tag bauen vor. Wer es lieber einheimisch mag: Ein Becher Naturjoghurt mit ein bis zwei Esslöffeln Leinsamen und zwei Scheiben Sojabrot erfüllen denselben Zweck.

Tofu wird aus »Milch« von Sojabohnen hergestellt

Im Sojamehl, in frischen und getrockneten Sojabohnen sind die Konzentrationen an östrogenartigen Substanzen am höchsten – nicht jedoch in der hochaufbereiteten Sojasoße! Inzwischen gibt es auch Sojakapseln mit hochkonzentriertem Pflanzenöstrogen zu kaufen. Lassen Sie sich aber unbedingt ärztlich beraten, bevor Sie unkontrolliert zu diesen Mitteln greifen, insbesondere, wenn Sie an Brustkrebs oder einer Sojaallergie leiden.

Mittlerweile ist bekannt, dass Soja-Isoflavone neben ihrer ausgleichenden Wirkung bei Wechseljahresbeschwerden den Cholesterinspiegel senken und damit dem Metabolischen Syndrom (Seite 40) vorbeugen können. Außerdem helfen sie, Osteoporose zu vermeiden, und können – zumindest in Zellkulturen – Brustkrebszellen am Wachstum hindern. Das könnte tatsächlich der Grund für die im globalen Vergleich auffallend niedrigen Brustkrebsraten in Japan und China sein.

Vorbeugen gegen Brustkrebs

Leckeres aus der Asia-Küche

Die asiatische Küche bereichert unseren einheimischen Speisezettel schon seit Jahren mit besonderen Köstlichkeiten. Die

PRAXIS
Pflanzenöstrogene
69

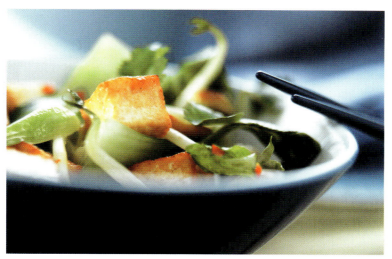

Tofu mit Gemüse ist rasch zubereitet.

Tofu auf dem Speisezettel

folgenden Rezepte sind nur drei Beispiele für eine wahre Fülle an Möglichkeiten der sojareichen Asia-Küche (einige Hinweise auf Rezeptbücher finden Sie auf Seite 124).

Zu Ihrer Information: 100 Gramm Tofu entsprechen einer Tagesdosis Phytoöstrogen.

Won-Ton-Suppe mit Tofuwürfelchen

Als Hauptessen für zwei, als Vorspeise für vier Personen:
600 ml klare Gemüse- oder Hühnersuppe · 100 g Tofu, in kleine Würfelchen geschnitten · 12 fertige Won Ton (gefüllte Teigtaschen) aus dem Asia-Laden · 1 EL Honig · 1 kleines Glas trockener Sherry · 1 fein gehackte Frühlingszwiebel

1 Suppe erhitzen (nicht kochen).
2 Tofu und Won Ton hineingeben und langsam erwärmen.
3 Mit Honig und dem Sherry abschmecken und mit der Zwiebel garnieren.

▶ **Tipp:** Sie können die Gemüsesuppe zusätzlich mit einem großen Esslöffel Miso (Sojapaste) anreichern und mit einigen Esslöffeln Kokosmilch (Dose), einem Esslöffel frisch geriebenem Ingwer und fein geschnittenem Zitronengras abschmecken.

Tofugemüse mit Hühnchen

Reichlich für 2 Personen:
100 g Tofu, in kleine Würfel geschnitten · 3 getrocknete Chilischoten · 1 Stange Porree, fein in Ringe geschnitten · 1 Hühnerbrust, fein

in dünne Scheibchen geschnitten ·
3 EL Maiskeimöl · 1 kleines Glas
Sherry · 3 EL feine Sojasoße ·
1 TL Sesamöl

1 Die Hälfte des Maiskeimöls im Wok oder in einer tiefen Pfanne erhitzen.
2 Tofu von allen Seiten 2 Minuten anbraten, aus der Pfanne nehmen.
3 Im restlichen Öl Chilischoten, Porree und Hühnchenfleisch anbraten, mit Sherry und Sojasoße ablöschen, mit Sesamöl abschmecken.
4 Tofuwürfel hinzugeben und mit Reis servieren.

Mit Fisch oder Fleisch – oder nur Gemüse

▶ **Tipp:** Das Rezept kann mit verschiedenstem Gemüse variiert oder ganz vegetarisch aus Mischgemüse zubereitet werden: mit Zucchini, roten Paprika, Pilzen, Sojasprossen, Möhren oder Brokkoli. Statt Fleisch können Sie auch Fisch mit festem Fleisch grob würfeln, zum Beispiel Wels oder Kabeljau.

Süße Sojacreme

Als Nachtisch oder kleine Zwischenmahlzeit für 2 Personen:
*100 g Tofu · 1 Banane · 3 EL eingeweichte Rosinen · etwas Zimt, Nelkenpulver, Vanilleessenz, Kreuzkümmel oder andere orientalische Gewürze nach Belieben ·
1 EL Honig · 1 kleines Glas Milch ·
1 EL Pinienkerne*

1 Alle Zutaten außer den Pinienkernen im Mixer zu einer Creme pürieren.
2 Mit Pinienkernen verzieren.
▶ **Tipp:** Die Sojacreme schmeckt auch mit frischen Früchten der Saison, zum Beispiel mit Beeren, sehr lecker.

Lebenswichtige Vitamine

So unscheinbar sie auch sind, ohne Vitamine und Mineralien könnten wir nicht überleben. Sie sind unerlässlich für das Funktionieren des Stoffwechsels und der Wachstumsprozesse. Vitamine entstehen in allen lebenden Pflanzen; sie sind aber nicht unbegrenzt haltbar und zerfallen bei Einwirkung von Hitze, Licht und Sauerstoff. Deshalb sollten Gemüse und Obst nicht zu lang oder zu stark gekocht und nicht angeschnitten gelagert werden. Den höchsten Vitamingehalt haben natürlich ganz frisch geerntete Früchte und Gemüse.

Die Vitamine A, D, E und K sind fettlöslich: Der Körper kann sie nur in gleichzeitiger Anwesenheit von Fett aufnehmen und im Fettgewebe speichern. Die wasserlöslichen Vitamine der B-Gruppe und Vitamin C dagegen können nicht gespeichert wer-

Fettlösliche Vitamine

Mineralien und Spurenelemente

den und müssen täglich neu zugeführt werden.

Die Aufgaben der Vitamine sind sehr komplex, zum Beispiel wirken sie beim Aufbau der Zellen und bei deren Reparaturmechanismen mit. Ohne Vitamine wären wir schutzlos dem Angriff der »freien Radikale« ausgesetzt – das sind auch im gesunden Stoffwechsel entstehende hochaggressive Sauerstoffverbindungen, die ungehemmt zum Zellzerfall, zu Organschädigungen und Krebswucherungen führen können.

Wirksamer Schutz gegen freie Radikale

Vitamin E – wichtig in den Wechseljahren

Vitamin E (Tokopherol) soll in den Wechseljahren deshalb so wertvoll sein, weil es die gesunden Wachstumsprozesse der Körperzellen fördert und das Altern der Zellen verlangsamt. Besonders wichtig ist es für den Aufbau der Blutkörperchen. Außerdem unterstützt es die Vitamine A, C und D. Es senkt den Cholesterinspiegel und verflüssigt das Blut. Damit beugt es Thrombosen vor.

Vitamin E mindert nicht zuletzt Hitzewallungen, denn es ähnelt chemisch dem Östrogen. Es findet sich zum Beispiel in Weizenkeim-, Distel- und Sonnenblumenöl sowie in allen Nüssen.

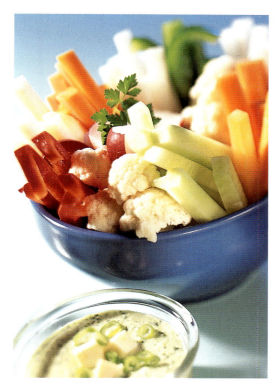

Mineralien und Spurenelemente

Aus 6 lebenswichtigen Mineralien und 14 Spurenelementen bestehen die Grundsubstanzen des Körpers, wie zum Beispiel die Knochen. Ohne Mineralien könnte das Nervensystem nicht funktionieren; es gäbe keine Reizleitung. Auch für Neurotransmitter, Hormon- und Wasserhaushalt und den Krebsschutz sind sie unverzichtbar.

Gemüse enthält reichlich Vitamine und Mineralien.

Kalzium und Phosphat für Knochen und Zähne

Im Klimakterium sind vor allem die Mineralien Kalzium und Phosphat von großer Bedeutung, denn sie sind die wichtigsten Grundstoffe in Knochen und Zähnen. An Kalzium brauchen Sie täglich 1000 bis 1500 Milligramm. Phosphat ist in sehr vielen Lebensmitteln vorhanden, so dass ein Phosphatmangel nur selten auftritt. Reichlich Phosphat ist in Milchprodukten enthalten, die gleichzeitig wichtige Kalziumlieferanten sind: Ihren Tagesbedarf decken Sie zum Beispiel mit einem halben Liter Milch plus einem kleinen Fruchtjoghurt plus einem Joghurtdressing auf dem Salat oder mit einem dreiviertel Liter Milch plus einer kleinen Portion Joghurt plus reichlich Parmesan auf der Pasta.

Auch Blattgemüse, Nüsse, Soja und Getreide enthalten beide Mineralien.

Nikotin, Kaffee, Alkohol und Stress belasten den Kalziumstoffwechsel, denn sie verhindern eine ausreichende Aufnahme dieses Minerals aus der Nahrung.

Bei zu üppiger, eiweißreicher Ernährung, beispielsweise täglichem Fleischkonsum, wird überdies wertvolles Kalzium ausgeschwemmt.

In Käse und Wurst reichlich enthalten: Phosphat

Für ausreichende Kalziumzufuhr sorgen

Schutz durch Bioaktivstoffe

Die Ernährungswissenschaft hat in jüngster Zeit genaueren Einblick in den hochkomplexen und faszinierenden Stoffwechsel der Pflanzen gewonnen. Dabei wurde deutlich, weshalb kein chemischer Vitamin-Cocktail eine Schüssel Salat ersetzen kann: Pflanzen enthalten unentbehrliche natürliche Substanzen, die ihr Überleben in einer feindlichen Umwelt sichern. Diese so genannten Bioaktivstoffe erhalten die Gesundheit der Pflanze und schützen sie vor Infektionen aller Art – eine Wirkung, die auch den Menschen zugute kommen kann.

Die für uns wichtigsten Fähigkeiten der Bioaktivstoffe sind ihre krebsabwehrende Funktion und ihre schützende Wirkung gegen Herz-Kreislauf-Erkrankungen. Doch bioaktive Pflanzenstoffe können noch mehr: Ohne sie würden unsere Lebensmittel alle gleich und ziemlich fade schmecken. Sie sorgen nämlich für die unvergleichlichen Aromen von Kräutern und Gewürzen, Obst- und Gemüsesorten. Die Bioaktivstoffe sind in Wahrheit Duft- und Geschmacksstoffe, Farbstoffe und Enzyme.

Buntes Gemüse – appetitlich und gesund

Körper und Seele im Einklang

Nicht nur für Ihr körperliches Wohlbefinden können und sollten Sie in den Wechseljahren einiges tun. Auch die Seele braucht gute Pflege und Streicheleinheiten, um innerlich »rund« aus dieser Lebensphase hervorzugehen. Man weiß, dass Körperliches und Seelisches vielfach zusammenwirken – pflegen Sie daher beide Seiten gleichermaßen gut!

Momente der Ruhe und Besinnung

In den körperlich-seelischen Turbulenzen der Wechseljahre sollten Sie sich einmal bewusst Zeit nehmen für Ihre Gedanken über das Leben, das Älterwerden und die Lebensgestaltung allgemein. Suchen Sie sich dazu einen angenehmen Ort, vielleicht mit einer Tasse Tee oder einem Glas Wein, machen Sie es sich bequem und lassen Sie den Gedanken freien Lauf. Spontan auftauchende Erinnerungen und Gefühle können Ihnen wichtige Hinweise geben – gehen Sie ihnen nach. Auf diese Überlegungen und Anregungen aus der eigenen Lebenserfahrung können Sie auch später noch einmal zurückkommen und sie erneut reflektieren. Sie können auch ein Tagebuch führen und darin festhalten, was Ihnen jetzt und für die Zukunft wichtig ist. Auf diese Weise füllen sich kleine lebensphilosophische »Schatzkästchen«, aus denen Sie noch Jahre später schöpfen können.

Erfahrungen Revue passieren lassen

Lassen Sie die Seele baumeln und den Gedanken freien Lauf.

Das gute Gespräch

Obwohl ich mich, wie ich glaubte, schon seit langem auf die Wechseljahre eingestellt hatte, fing ich schon bei den ersten konkreten Anzeichen an, mich innerlich dagegen zu sträuben. Ich wurde nervös, kam nicht mehr zur Ruhe und war völlig aus dem Gleichgewicht. Jetzt wird es allmählich besser, denn ich spreche viel mit Freundinnen darüber. Außerdem habe ich endlich wieder angefangen zu meditieren. Das entspannt und erfrischt zugleich und mein Körper kommt wieder ins Lot. (Thea, 49)

Die meisten Frauen haben, worum Männer sie nicht selten insgeheim beneiden: die beste Freundin, mit deren Zuspruch und Hilfe nicht nur Alltagsdinge, sondern auch die ganz persönlichen Klippen des Lebens leichter zu überwinden sind. Dabei sind das Wichtigste an einer guten Freundschaft weder professioneller Sachverstand noch wohlgemeinte Ratschläge, sondern ganz einfach: zuhören können. Aufmerksamkeit, Respekt und Zuwendung sind in der Tat die wichtigsten Merkmale eines guten Gesprächs.
Eine gute Freundin wird Ihnen ohne weiteres zutrauen, dass Sie Ihr Problem selbst lösen können. Und Sie werden sehen, dass tatsächlich oft schon das Gespräch, das Vertrauen und die Zuversicht Ihrer Gesprächspartnerin genügen, um selbst die Richtung herauszufinden, in die es weitergehen soll.

Eine gute Freundin kann zuhören

Gemeinsam geht es besser

Selbsthilfegruppen stellen eine professionalisierte Form der freundschaftlichen Gespräche dar. Sie haben sich schon in allen erdenklichen Lebenslagen bewährt. Einer solchen Gruppe können Sie sich anschließen, wenn Sie mit anderen gemeinsam ein Problem angehen und aktiv eine Lösung dazu suchen wollen. Das verbindende Thema kann eine Krankheit sein oder ein Lebensthema, wie es die Wechseljahre sind. Bei den Gesprächen profitieren Sie von den Erfahrungen der anderen und können umgekehrt Ihre eigenen helfend beisteuern.
Selbsthilfegruppen finden sich regelmäßig an einem neutralen Ort zum Gespräch zusammen. Die Treffen sollen nicht zu privat werden und eine gewisse Neutralität behalten, damit sie sich vom Gespräch unter Freundinnen abgrenzen. Zur Gruppe gehören in der Regel nur die selbst Betroffenen. Manchmal werden jedoch auch außen ste-

Gespräche in der Selbsthilfegruppe

hende Experten zu bestimmten Schwerpunktthemen eingeladen, beispielsweise um über ein spezielles Thema wie Hormontherapien zu referieren. Kontakte zu Selbsthilfegruppen mit dem Thema Wechseljahre finden Sie über die Vermittlung Ihres örtlichen Gesundheitsamtes oder über Ihre Frauenärztin.

Gezielt Entspannung suchen

Wenn Sie ängstlich sind und sich unsicher fühlen, kann sich das über kurz oder lang durch Anspannung und schmerzhafte körperliche Verspannungen bemerkbar machen. Kein Wunder, dass die in unserer Leistungsgesellschaft so weit verbreiteten Rückenschmerzen meistens mit seelischem Druck zu tun haben, in den sich die Betroffenen durch überzogene Erwartungen oft sogar selbst hineinmanövrieren. Es liegt nahe, dass auch eine grundlegende Lebensumstellung wie das Klimakterium derlei Beschwerden verursachen kann: innere Unruhe, Unsicherheit, Gereiztheit, Anspannung – mit den entsprechenden körperlichen Begleiterscheinungen wie Muskelverspannungen, Kopf- und Rückenschmerzen oder Magen-Darm-Beschwerden.

Seelische Ursachen für Verspannungen

Wege zur Entspannung

Entspannung kann man im Wesentlichen über zwei Wege erreichen: zum einen direkt über die Psyche, wodurch indirekt auch der Körper beeinflusst wird, zum anderen durch das Lösen körperlicher Spannungen, womit sich indirekt auch die Seele beruhigen lässt. Die meisten Entspannungsmethoden wie etwa das Autogene Training, Progressive Muskelentspannung nach Jacobson, Yoga oder Qi-Gong beziehen beides – Körper und Seele – ein und verstärken so die heilsamen Wechselwirkungen.
Es lohnt sich auf jeden Fall, eine dieser wirkungsvollen Methoden unter Anleitung – zum Beispiel in einem Workshop oder Kurs – zu

Leicht erlernbare Methoden schenken tiefe Entspannung.

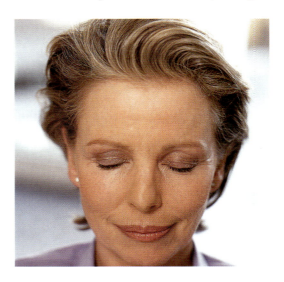

Körper und Seele im Einklang

erlernen und sich durch regelmäßiges Üben zu Hause zu eigen zu machen. Bücher können bei der Vertiefung des Gelernten helfen (Seite 124).

Bleiben Sie gelassen!

So können Sie sich entspannen

In der Hektik des Alltags scheint manchmal kein Platz mehr für Ruhe und Gelassenheit zu sein. Doch Nischen zur Entspannung gibt es überall!
▶ Legen Sie regelmäßig, möglichst sogar einmal pro Stunde, eine kleine Verschnaufpause ein. Eine vorbeugende Hilfe gegen stressbedingte Verspannungen ist folgende Mini-Übung: Schließen Sie die Augen, atmen Sie tief ein und aus, richten Sie sich dann mit dem Einatmen bewusst gerade auf und senken Sie die Schultern beim Ausatmen. Diese Übung hilft auch bei anwallenden Hitzen!

Konzentrieren Sie sich aufs Ein- und Ausatmen

▶ Sehen Sie Wartezeiten als willkommene Zwangspausen an: zum Tagträumen oder zum Beobachten der unterschiedlichen Menschentypen in der Warteschlange. Lassen Sie Ihrer Fantasie freien Lauf.
▶ Immer wiederkehrende Handgriffe müssen nicht abstumpfend sein. Entdecken Sie in der Monotonie deren heimlichen, meditativen Wert: Man muss sich dabei nicht ständig konzentrieren und kann seine Gedanken wandern lassen.

Positiv denken: Autosuggestion

Jeder Mensch hat die angeborene Fähigkeit, sich so intensiv in ein körperliches Befinden oder einen seelischen Zustand zu versetzen, dass dieser tatsächlich eintritt. Die Wissenschaft nennt dieses Potential Autosuggestionskraft. Sich selbst etwas Positives einzureden, sprich: zu suggerieren, ist nicht sonderlich schwierig. Denn das, was man gerne glauben möchte, ist für einen letztlich auch so.

Denken Sie sich glücklich!

Die einfachste Übung lautet: Wenn wir der Welt freundlich begegnen, dann strahlt sie auch zurück. Mag sein, dass das nicht immer klappt, aber versuchen Sie einmal, bewusst zu lächeln, und beobachten Sie dabei Ihre Gefühle: Sie werden unweigerlich freundlicher und heiterer. Übrigens braucht man für ein finsteres Gesicht die Muskelkraft von fast doppelt so vielen Muskeln wie für ein Lächeln!
Für eine verbesserte Einstellung kann es auch hilfreich sein, die vielen Negativ-Formulierungen des Alltags durch eine positive Sprache zu ersetzen: »Ich habe es fast geschafft« klingt allemal

besser als »Es hat wie immer nicht geklappt« und lässt die Energien fließen.

Stützende Leitsprüche können zwar keine Probleme lösen, aber sie helfen über Zeiten der Belastung hinweg, denn Hoffnung ist ein wertvoller Wegweiser in eine bessere Zukunft. »Allmählich geht es aufwärts« oder »Ich komme täglich voran« – solche Sätze vermitteln Zuversicht!

Body-Scan

Mehr Sorgfalt für sich selbst

Gerade in den Wechseljahren fordern Körper und Seele die Kräfte jeder Frau. Damit Sie nicht unnötig Energie verbrauchen, ist eine sorgsame Einstellung zu sich selbst sehr hilfreich. Die Fähigkeit zu Aufmerksamkeit und Achtsamkeit ist jedem von Natur aus gegeben – es erfordert allerdings ein wenig Übung und Konsequenz, sie ganz zur Entfaltung zu bringen.

Da Körper und Seele so eng zusammenwirken, reagieren wir überhaupt psychosomatisch. Die Fähigkeiten des Organismus zum Stressabbau und zur Besinnung auf sich selbst nutzen seit alters her die unterschiedlichen Meditationsschulen. Auch das wissenschaftlich ausgearbeitete und sehr wirksame Autogene Training, das ärztlich verordnet werden kann, greift darauf zurück. Eine weitere Möglichkeit, die Achtsamkeit und Sensibilität von Körper und Seele zu schulen, ist der so genannte Body-Scan, der

Psychosomatik: Seele und Körper wirken zusammen

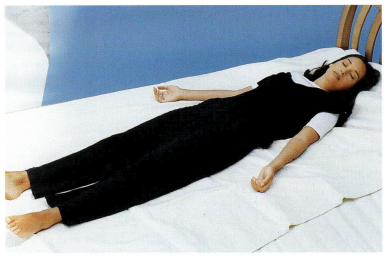

Der Body-Scan trainiert die Achtsamkeit.

Körper und Seele im Einklang

Verschiedene Techniken sinnvoll kombiniert

Elemente aus den unterschiedlichen autosuggestiven Entspannungstechniken miteinander verbindet. Body-Scan können Sie, wie Meditation und Autogenes Training, in Workshops und Kursen erlernen. Die Basisübungen können Sie jedoch auch allein durchführen.

Übung für innere Balance und Harmonie

Nehmen Sie sich zumindest am Anfang eine halbe Stunde Zeit für diese Übung. Ideal wäre es, wenn Sie jeden Tag so viel Zeit dafür aufbringen könnten. Sie können entweder abends üben und sich danach sanft in den Schlaf gleiten lassen oder die Übung tagsüber zur Erfrischung zwischendurch ausführen.
● Legen Sie sich auf den Rücken; als Untergrund eignet sich eine Matte, ein Teppich oder eine feste, flache Liege. Strecken Sie die Beine aus, legen Sie die Arme neben den Körper und schließen Sie die Augen.
● Lassen Sie nun den Atem ruhig und möglichst unbeeinflusst fließen – nicht tiefer als sonst oder gar mit Nachdruck atmen! Respektieren Sie die natürliche Atempause nach dem Ausatmen.
● Lassen Sie zum Einstimmen in den Body-Scan Ihre Gedanken kommen und gehen – wie den Atemfluss. Geben Sie keinem Gedanken Vorrang.
● Jetzt konzentrieren Sie sich bewusst auf den rechten Fuß und beleuchten wie unter einem Spot-Licht seine Befindlichkeit. Wie geht es dem Fuß: Ist er warm, tut er weh, ist er schwer? Machen Sie sich ganz in Ruhe und ohne etwas daran ändern zu wollen diesen Zustand bewusst.
● Wandern Sie nun in Gedanken und mit der gleichen Aufmerksamkeit allmählich das Bein hinauf bis zur Hüfte. Konzentrieren Sie sich im Anschluss daran ebenso auf das andere Bein.
● Durchwandern Sie dann in Gedanken Ihr Becken, den Rücken, Bauch und Brust, Schultern, Arme und Nacken, den Hinterkopf, die Stirn und jeden einzelnen Teil Ihres Gesichtes bis zur Kehle.
● Mit jedem Atemzug, den Sie machen, stellen Sie sich vor, gesunde, frische und heilsame Kraft einzuatmen. Bei jedem Ausatmen lassen Sie im Gegenzug alles Belastende, Störende, Schädliche entweichen.
⏱ Sie spüren von selbst, wann Ihre Übungszeit abgeschlossen ist. Ruhen Sie noch ein wenig, dann kreisen Sie langsam mit den Füßen, richten sich mit bewusstem Einatmen auf und treten frisch und wach wieder in den Alltag ein.

Kräfte sammeln mithilfe der Gedanken

Yoga – die indische Weisheit des Körpers

Gerade in den Wechseljahren fördert Yoga das Körper- und Selbstbewusstsein und lehrt, achtsamer mit sich umzugehen. Überdies werden Kreislauf und Hormonsystem angeregt; man fühlt sich körperlich wohler und beweglicher.

Yoga ist ein Teil des Ayurveda, einer altindischen Heilweise. In fließender Bewegung und mit einer konzentrierten, meditativen inneren Haltung lernt man, unterschiedliche Körperhaltungen und Bewegungsfolgen auszuführen. Die Übungen gelingen zum einen in der angestrebten hohen Konzentration und Aufmerksamkeit besser, zum anderen unterstützen sie noch die geistige Versenkung.

Um Yoga zu erlernen, brauchen Sie Zeit – auch deshalb, weil sich die innere Einstellung dazu erst nach einer Weile festigt. Doch allmählich lernen Sie, Ihren Körper intensiver und bewusster zu spüren und sich immer besser auf die Erfordernisse des Lebens einzustellen.

Bevor Sie an einem Yogakurs teilnehmen, sollten Sie sich ärztlich untersuchen lassen. Bei stark erhöhtem Blutdruck, Atemproblemen oder ausgeprägten Gelenk- und Muskelschmerzen brauchen Sie unbedingt eine fachlich kompetente Anleitung, um keinen Schaden durch die Übungen zu nehmen. Suchen Sie einen Lehrer mit einer physiotherapeutischen oder anderen medizinischen Ausbildung.

Mit Konzentration in die geistige Versenkung

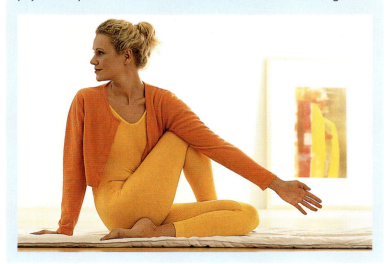

Der Drehsitz ist eine klassische Yogaübung.

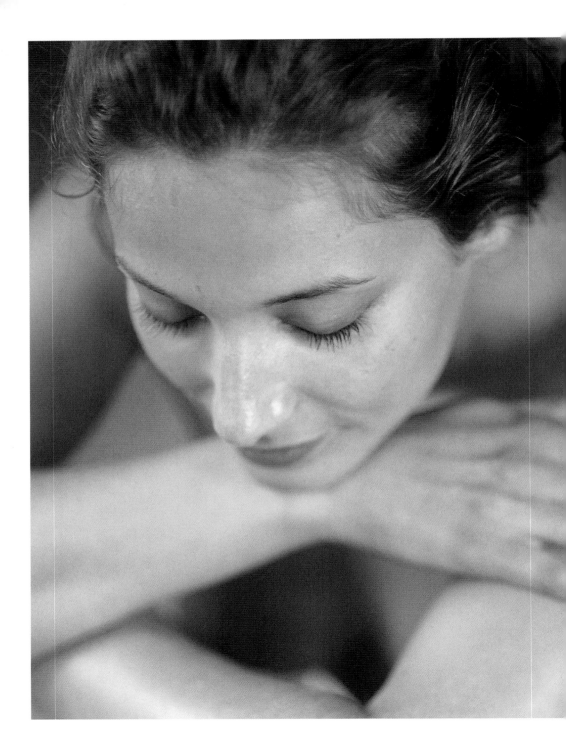

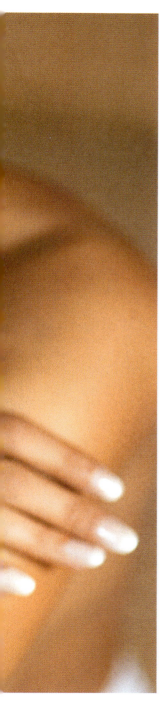

Wenn Sie Beschwerden haben

Die Möglichkeiten zur Selbsthilfe, die Sie im vorhergehenden Kapitel kennen gelernt haben, werden Ihnen sicher helfen, gut durch die Wechseljahre zu kommen. Dennoch kann es passieren, dass in dieser Zeit körperliche und seelische Beschwerden auftreten, die unbedingt einer ärztlichen Abklärung bedürfen. Mit professioneller Unterstützung lässt sich die Frage nach der wirksamsten Hilfe – von Hormonersatzpille über Phytotherapie bis hin zur Gesprächstherapie – am besten lösen. Und auch dann können Sie die Behandlung mit Selbsthilfemaßnahmen weiterhin wirksam unterstützen.

Symptome erkennen – richtig reagieren

Normalerweise gibt es zwar keinen Grund zur Beunruhigung, wenn Sie im Lauf der Wechseljahre körperliche Veränderungen an sich bemerken (siehe auch Seite 11–22); aber mitunter kommt es vor, dass solche Veränderungen zu krankhaften Störungen führen. Für manche Erkrankungen besteht sogar schon ab 40 ein erhöhtes Risiko. Deshalb ist es wichtig, dass Sie die Symptome kennen, um zu wissen, ob sie harmlos sind oder ärztlicher Hilfe bedürfen.

Hitzewallungen mildern

Hitzewallungen treten oft völlig unerwartet auf. Das ist für die Betroffenen nicht nur lästig, sondern kann sie auch sehr verunsichern. Manche Frauen erleben nur einzelne Wallungen in der Woche, andere mehrere pro Stunde. Hier kann ein Tagebuch hilfreich sein, in das Sie Ihre fliegenden Hitzen eintragen. Vielleicht lässt sich ein Muster erkennen, mit welchen Ereignissen sie in Zusammenhang stehen. Sie könnten dann versuchen, diese Belastungen im Vorhinein zu vermeiden oder zu reduzieren.

Ein Tagebuch führen

Schicht-Wechsel

In lockerer und leichter Kleidung aus Naturfasern oder thermoregulierenden Kunstfasern mit aufknöpfbaren Ausschnitten lässt sich das Schwitzen besser ertragen und nach Bedarf regulieren. Wählen Sie Ihre Kleidung nach dem Zwiebelschalenprinzip: Tragen Sie mehrere Schichten übereinander, die Sie je nach Bedarf an- oder ablegen können. Nach besonders heftigen Hitzen kann es manchmal nötig werden, die Wäsche zu wechseln. Deshalb ist es günstig, wenn Sie am Arbeitsplatz immer ein Hemd und einen zweiten BH parat haben.

So sind Sie günstig gekleidet

Das bietet die Naturapotheke

Salbei, als Waschung oder Tee angewendet, kann überstarkes Schwitzen etwas eindämmen. Lauwarme Waschungen kühlen die Haut besonders gut, wenn Sie sich danach nicht abtrocknen, sondern das Wasser auf der Haut verdunsten lassen. Auch Laven-

Erfrischende Kräuterzusätze del-, Menthol- und Pfefferminzzusätze im Wasser erfrischen und kühlen. Vorbeugend können Sie Ihren Speiseplan mit Phytoöstrogenen ergänzen (Seite 67).

Die Brust – Symbol der Weiblichkeit

In den Wechseljahren lagert sich Fettgewebe in die Brust ein und das feste Drüsengewebe bildet sich in lockeres Bindegewebe um. Dadurch werden die Brüste weicher und manchmal auch üppiger. Da das Brustdrüsengewebe sehr sensibel auf Hormone – vor allem auf Östrogen, Progesteron und das Milchbildungshormon Prolaktin – reagiert, können die Hormonschwankungen der Wechseljahre Spannungen in der Brust verursachen. Das ist harmlos, aber manchmal lästig. Hier hilft meist ein gut sitzender BH. Er hält den Busen auch optisch in Form und beugt bei schweren Brüsten zusätzlich der Überdehnung von Haut und Bindegewebe vor.

Was jede Frau über Brustkrebs wissen sollte

Eine sehr gefürchtete Erkrankung der Brust ist der Brustkrebs. Bei Frauen handelt es sich zudem um die am häufigsten vorkommende Krebserkrankung überhaupt: Etwa zehn Prozent sind betroffen.
Es gibt bestimmte Faktoren, die das Brustkrebsrisiko erhöhen. Sie sollten unbedingt ein- bis zweimal jährlich zur Vorsorge gehen, wenn

- Ihre Mutter oder Schwester an Brustkrebs erkrankt ist,
- Sie seit Jahren beträchtliches Übergewicht mit entsprechend viel hormonbildendem Fettgewebe haben,
- Ihre erste Regel schon vor dem 12. Lebensjahr einsetzte,
- die Menopause bei Ihnen erst nach 55 eintritt,
- Sie Ihr erstes Baby erst nach 35 bekommen haben.

In diesen Fällen ist das Risiko erhöht

> **TIPP!**
> **Übung für einen straffen Busen**
> Mit gezieltem Brustmuskel-Training können Sie sich auch in reifen Jahren eine feste Brust erhalten. Die effektivste Übung ist, die Hände in Höhe der Brust wie im Gebet zu falten; die Ellenbogen sollen aber waagerecht nach außen zeigen. Drücken Sie die Handflächen fest gegeneinander, schieben Sie dann die Hände ein wenig in die Höhe und senken Sie sie wieder ab.

Symptome erkennen – richtig reagieren

Untersuchen Sie Ihre Brüste

Um Knoten in der Brust frühzeitig zu erkennen, sollten Sie sich einmal im Monat selbst untersuchen. Die günstigste Zeit dazu ist kurz nach der Periode, weil die Brust dann besonders weich ist. Wenn Sie im Abtasten Ihrer Brüste geübt sind, können Sie auch einen anderen Zeitpunkt wählen. Stellen Sie sich mit locker herabhängenden Armen vor den Spiegel und sehen Sie sich Ihre Brust aus verschiedenen Blickwinkeln genau an: Haben sich Form oder Größe Ihrer Brüste oder die Haut verändert? Heben Sie die Arme hoch und suchen Sie erneut nach Veränderungen.

Tasten Sie dann Ihre rechte Brust im Stehen mit den Fingern der linken Hand ab: Sind Knoten, Verwölbungen oder Verhärtungen zu ertasten?

Drücken Sie vorsichtig die Brustwarze mit Daumen und Zeigefinger zusammen: Tritt Flüssigkeit oder Blut aus? Wiederholen Sie die Untersuchung an der linken Brust. Tasten Sie zuletzt auf beiden Seiten die Achselhöhle ab und achten Sie auf Knoten und Verhärtungen.

Normalerweise ist das Brustdrüsengewebe im oberen äußeren Bereich der Brust fester als innen. In den Achseln können manchmal kleine Lymphknoten als Knötchen tastbar sein, beispielsweise wenn Sie sich an der Hand verletzt haben. Das ist harmlos; sicherheitshalber sollten Sie sich in diesem Fall aber ärztlich untersuchen lassen.

Die regelmäßige Selbstuntersuchung der Brust dient der Krebsvorsorge.

Veränderungen registrieren

Symptome für Brustkrebs

Mögliche Frühzeichen für Brustkrebs sind:
- ein oder mehrere Knoten in der Brust, besonders oben an der Außenseite,

> **WICHTIG**
> **Bei Veränderungen unbedingt zum Arzt**
>
> Generell gilt: Lassen Sie jede Brustveränderung unbedingt ärztlich abklären, damit Krebs nicht übersehen wird und Sie die bestmögliche Therapie erhalten. Zur Abklärung werden meist eine Ultraschall- und eine Röntgenuntersuchung der Brust (Mammographie) vorgenommen.

- einseitige Absonderung von wässriger oder blutiger Flüssigkeit an der Brustwarze,
- Schwellung, Schmerz und Rötung der Brust,
- Einziehung der Haut (Orangenhaut) über einem Knoten oder einer Gewebeverfestigung in der Brust,
- Einziehung der Brustwarze,
- Anschwellen der Lymphknoten in einer Achselhöhle.

Gebärmutter und Eierstöcke

Der Zyklus verändert sich

Der Beginn der Wechseljahre macht sich meist durch eine Veränderung der Periodenblutungen bemerkbar. Sie werden zunächst unregelmäßig, kommen mal alle drei, dann wieder alle fünf oder acht Wochen. Auch die Art der Blutung verändert sich: Sie kann ganz kurz und bräunlich-schleimig sein oder sehr stark, über mehrere Tage sogar mit dem Abgang von geronnenem Blut. Bei manchen Frauen bleibt die Regel dagegen schlagartig aus.

Die Veränderungen der Periode hängen mit den Schwankungen im Hormonhaushalt (Seite 14) zusammen, zu denen auch Veränderungen der Gebärmutter (Uterus) und der Eierstöcke (Ovarien) beitragen. Diese werden mit zunehmendem Alter kleiner und fester, da die Drüsenstrukturen durch Bindegewebe ersetzt werden.

Gebärmutter und Eierstöcke werden kleiner

Besonders starke Blutungen können auch von gutartigen Muskelknoten (Myomen) herrühren, deren Bildung hormonabhängig ist und die nach der Menopause zumeist deutlich kleiner werden. In seltenen Fällen können Blutungen, vor allem nach der Menopause, ein Hinweis auf Gebärmutterkrebs sein.

Menstruationsbeschwerden lindern

Bei Beschwerden vor oder während der Periode können Sie sich gut selbst helfen. Essen Sie möglichst salzarm, um Wassereinlagerungen im Gewebe vorzubeugen. Auf Rauchen und Alkohol sollten

Symptome erkennen – richtig reagieren

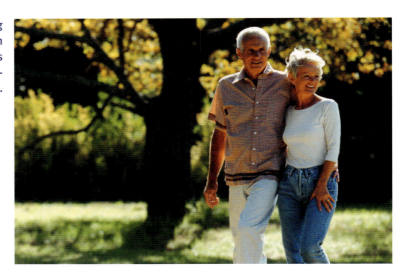

Bewegung im Freien steigert das Wohlbefinden.

Sie weitgehend verzichten. Jede Art von sportlichem Ausdauertraining und Bewegung – möglichst an der frischen Luft – bessert das Wohlbefinden, hilft, Übergewicht abzubauen, und sorgt zudem für ruhigen Schlaf.

Wer Sport treibt, fühlt sich wohler

Bei unklaren Beschwerden zum Arzt

Alle außergewöhnlichen Blutungen, Druckbeschwerden und Schmerzen sollten Sie allerdings ärztlich abklären lassen. Waren die Blutungen durch Hormonschwankungen verursacht, werden Sie individuell entsprechende Medikamente verordnet bekommen, wahrscheinlich Gestagene (Seite 104). Bei wiederholten Blutungen kann eine Schleimhautverschorfung mit Laserstrahlen die Blutungen dauerhaft stoppen.

Wenn seelische Wunden bluten

Seelische Belastungen können in jedem Lebensalter der Frau Blutungen verursachen. Da Stresshormone in den Kreislauf der Hormone eingreifen, können sogar schon scheinbar banale Alltagsangelegenheiten, wie Ärger, ein Umzug oder eine an sich ja erfreuliche Urlaubsreise, unerwartet Blutungen auslösen. Verständlich, wenn sich auch Schwierigkeiten mit dem Älterwerden, Trennung vom Partner, Misshandlungen oder anhaltender Kummer entsprechend auswirken – nicht zu vergessen alte

Stresshormone beeinflussen den Zyklus

PRAXIS
Blase und Harnwege

seelische Wunden, die selbst nach langer Zeit in Form von Blutungen wieder aufbrechen können. Als Folge stressbedingter Hormonschwankungen bilden sich manchmal sogar Zysten in den Eierstöcken, und zwar nicht nur in den Wechseljahren! Hilfe finden Sie in all diesen Fällen vor allem in psychotherapeutischen Gesprächen (Seite 114).

Der Beckenboden gibt nach

Mit den Jahren erschlafft die stützende Muskulatur des Beckenbodens: durch sitzende und stehende Tätigkeiten, schweres Heben, Übergewicht, chronischen Husten und besonders, wenn Frauen mehrere Kinder geboren haben. Auch die alterungsbedingte Lockerung der Bindegewebsfasern spielt dabei eine Rolle. So kann es in den Wechseljahren zu einer Senkung der Beckenorgane kommen. Dagegen hilft gezielte Beckenbodengymnastik (Seite 57). Bei einer Gebärmuttersenkung kann der Uterus auch mithilfe eines »Pessars« angehoben werden. Dieser Ring aus Kunststoff wird von der Ärztin oder dem Arzt angepasst und in die Scheide eingeführt. In Kombination mit Beckenbodenübungen lässt sich mit dieser Methode vielfach eine Operation umgehen.

Stützendes Ringpessar

Blase und Harnwege

Auch Blase und Harnwege bleiben in den Wechseljahren häufig nicht von Beschwerden verschont. Die weibliche Anatomie begünstigt zwar in allen Lebensaltern das Auftreten von Reizblase und Infektionen der Harnwege, denn die Harnröhre ist mit etwa vier Zentimetern relativ kurz, sodass Keime schnell in die Blase aufsteigen können; doch nun schwächt der Östrogenentzug die Schleimhäute zusätzlich in ihrer Abwehrkraft. Außerdem verlangsamt sich das harmonische Zusammenspiel von Blasenwand, -füllung und -schließmuskeln und stört das willkürliche Harnlassen.
Wenn Sie schon früher eine Reizblase hatten, kann sich das Problem in den Wechseljahren noch verstärken. Besonders lästig ist

Die Blase ist anfällig gegen Keime

> **TIPP!**
> **Keime fern halten**
>
> Achten Sie auf die richtige Toilettenhygiene: Immer von vorn nach hinten wischen, um Harnröhre und Scheide vor Keimen zu schützen, und gegebenenfalls zusätzlich mit Wasser nachspülen.

Symptome erkennen – richtig reagieren

der häufige Harndrang, selbst wenn die Blase gar nicht voll ist. Auch das Wasserlassen kann schmerzhaft sein. Nachts bessern sich die Beschwerden aber meist.

Inkontinenz – ein Tabuthema

Schwimmen stärkt den Beckenboden.

Erschlafft die Kontrolle über den Blasenschließmuskel, kann das zu unwillkürlichem Harnabgang (Inkontinenz) führen, etwa beim Husten, Lachen und Niesen, bei schwerem Heben und Sport. Da bei Frauen der Schließmuskel der Blase nicht direkt am Blasenausgang liegt wie bei Männern, sondern etwas tiefer erst im oberen Drittel der Harnröhre, ist der Verschluss bei stark gefüllter Blase ohnehin nicht so straff. Wird die Schleimhaut dünner, schließt die Blase nur noch bei einer Füllung bis etwa 300 Millilitern ganz fest.

Inkontinenz ist ein häufiges, aber meist verschwiegenes Leiden. Sie sollte jedoch auf alle Fälle ärztlich behandelt werden. Eine Blasendruckmessung klärt die genaue Ursache. Je nach Befund können örtlich wirksame Östrogene als Vaginalzäpfchen oder -salben sinnvoll sein oder Medikamente, die die Muskelspannung des Blasenschließmuskels erhöhen. Aktive Vorbeugung und Selbsthilfe ermöglicht auch hier gezieltes Beckenbodentraining (Seite 57), das den Blasenschließmuskel kräftigt. Daneben stärken Schwimmen, Radfahren, Walking und Joggen den Beckenboden, weil sich die Körperspannung dabei besonders auf die Beckenmitte konzentriert. In manchen Fällen können auch Ängste, Depressionen, gehemmte Aggressionen oder seelische Unausgeglichenheit hinter einer Reizblase oder Inkontinenz stehen. Zur Abklärung und

Trainieren Sie den Blasenschließmuskel!

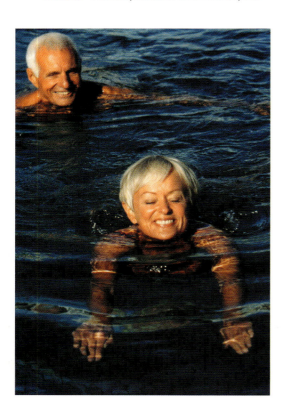

PRAXIS
Blase und Harnwege

Drei Arten von Blasenschwäche

Es gibt drei verschiedene Inkontinenzarten:

▶ **Stress-Inkontinenz** ist die häufigste. Der Schließmuskel schließt nicht mehr komplett und schon durch leichten Druck beim Husten oder Heben kommt es zu Harnverlust.

▶ **Drang- (englisch: *Urge*-)Inkontinenz** ist die Folge überhöhter Blasenwandspannung, bei der sich die Blase schon auf geringe Reize hin reflexartig entleert. Als Hauptrisikofaktor dafür gilt Übergewicht.

▶ **Kombinierte Stress- und Drang-Inkontinenz** entsteht durch Östrogenmangel.

gem, krampfartigem Harndrang, Brennen und Blutungen beim Wasserlassen und im schlimmsten Fall Rückenschmerzen als Zeichen einer zusätzlichen Nierenbeckenentzündung. Sie werden in der Regel mit einer Einmaldosis Antibiotikum behandelt.

Heilsame Getränke

Bei einer Blasenentzündung sollten Sie täglich mindestens drei Liter Flüssigkeit trinken; am besten Wasser, verdünnten zuckerfreien Fruchtsaft und Kräutertee – beispielsweise Bärentraubenblättertee, Birkenblättertee oder Blasentee-Fertigmischungen. Auch wenn jede Blasenentleerung zunächst schmerzt, ist es sehr wichtig, dass die Harnwege

Blasentee können Sie als Fertigmischung kaufen.

Behandlung empfiehlt sich daher zumindest ein diagnostisches Gespräch mit einer Ärztin oder einem Arzt für Psychotherapeutische Medizin.

Blasenentzündung

Meist Ursache für Blasenentzündung: Bakterien

Eine schmerzhafte Blasenentzündung tritt in den Wechseljahren relativ häufig auf, weil Keime, die über die Harnröhre in die Blase aufsteigen, nicht mehr so gut abgewehrt werden. Blasenentzündungen erkennen Sie an häufi-

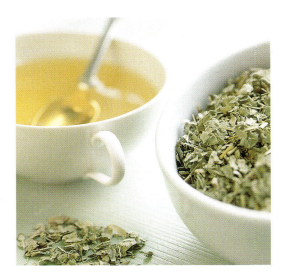

Symptome erkennen – richtig reagieren

> **TIPP!**
>
> **Wirkung auf Umwegen**
>
> Auch indirekt können Sie etwas für Ihre Blase tun, indem Sie etwa einen Teelöffel Naturjoghurt in die Scheide geben, um die Scheidenflora zu stärken und Infektionen über Vaginalkeime zu verhindern. Vor dem Auslaufen schützen Sie sich am besten mit einer Einlage.

Viel trinken, um die Harnwege durchzuspülen

gut durchgespült werden. Mit doppelt kohlensaurem Natron in einer Dosis von dreimal täglich einem Teelöffel in einem Glas Wasser kann man den Urin zusätzlich alkalisieren und damit schädlichen Bakterien den Nährboden entziehen.

Kaffee oder schwarzen Tee sollten Sie hingegen nur in Maßen genießen. Vor allem bei Inkontinenz ist es ratsam, nicht mehr als zwei Tassen pro Tag zu trinken, da diese Getränke stark harntreibend sind.

Wertvolle Knochensubstanz

Die Knochen erscheinen vielen als starre Substanz – doch weit gefehlt! Sie leben und wachsen genau wie alle anderen Organe. Mit etwa 20 Jahren haben die Knochen ihre möglichen Spitzenwerte an Masse (*peak-mass*) erreicht; diese bleiben bis in die Wechseljahre erhalten. Diese Werte entscheiden letztlich darüber, ob es im Alter ein Risiko für krankhaften Knochenschwund (Osteoporose) gibt.

Die Knochenmasse besteht aus elastischen Kollagenfasern, zwischen die harte Kalzium- und Phosphatsalze eingebaut sind. Röhrenknochen haben einen Hohlraum, der von Blutgefäßen, Nerven und Knochenmark durchzogen und angefüllt ist. Im Mark wachsen die lebenswichtigen Blutzellen. Die Knochen unterliegen ständigen Reparaturen durch Auf- und Abbauprozesse.

Brüchigkeit der Knochen

Östrogene regen den Knochenaufbau an. Daher verlangsamen sich naturgegeben die Aufbauvorgänge im Klimakterium. Im Extremfall überwiegt dann der Abbau und es kommt zur Osteoporose, bei der die Knochen durch die immer größer werdenden Hohlräume brüchig werden. Ist die Knochenmasse aus Jugendjahren besonders groß, kann der Altersabbau relativ wenig Schaden anrichten. Osteoporose ist eine schleichende Krankheit, die sich erst zeigt,

Auch Androgene sind am Knochenaufbau beteiligt

Wertvolle Knochensubstanz

Gefahr von Knochenbrüchen steigt

wenn die Knochenmasse schon um rund ein Drittel weniger geworden ist. Die Knochen werden spröde und können selbst harmlosen Belastungen nicht mehr standhalten; das betrifft vor allem die Handgelenke und den Oberschenkelhals.

Heutzutage wird die Diagnose Osteoporose meist schon frühzeitig gestellt und auch die Behandlungsmöglichkeiten wurden gegenüber früheren Jahren wesentlich verbessert.

Risikofaktoren für Osteoporose

Ein erhöhtes Risiko für Osteoporose liegt vor, wenn die Knochen nicht genug Aufbaumaterial zur Verfügung haben oder knochenanregendes Östrogen fehlt. Zu den Risikofaktoren gehören
- kalziumarme Ernährung,
- Mangelernährung, zum Beispiel durch jahrelange Diäten, Ess-Brech-Sucht (Bulimie) oder Magersucht (Anorexie),
- Vitamin-D-Mangel,
- frühe Menopause,
- Eierstockentfernung vor den Wechseljahren,
- Rauchen,
- Cortisonbehandlung über einen langen Zeitraum,
- genetische Vorbelastung.

So schützen Sie Ihre Knochen

Ein Glück, der Osteoporose lässt sich vorbeugen! Und das sogar relativ einfach: durch Bewegung.

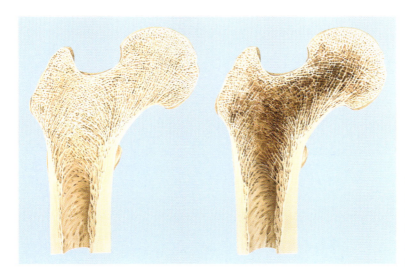

Osteoporose (rechts) lässt die Knochenmasse schwinden.

Wissenschaftliche Studien haben gezeigt, dass sich eine bestehende Osteoporose durch regelmäßiges Krafttraining zurückbilden kann. Die Knochen leben von den Druck- und Zugkräften, die auf sie einwirken. Da reichen schon ein bis zwei Kilo schwere Hanteln als Stimulanz für die Knochenneubildung. Zudem kräftigt diese Art des Trainings die Rücken- und Brustmuskeln. Ganz nebenbei verlieren sich so Rückenschmerzen.

Kalziumreiche Ernährung ist ebenfalls sehr sinnvoll. Soja, Milch, Joghurt und Käse liefern auf einfachstem Weg die nötigen Aufbaumaterialien; zum Beispiel täglich ein Liter Milch und 50 Gramm Schnittkäse (Seite 72).

Käse enthält reichlich Kalzium.

Medizinische Hilfe bei Osteoporose

Sollte eine Osteoporose-Behandlung nötig werden, steht zu Beginn immer eine genaue Diagnose. Dazu gehört die Messung der Knochendichte, die »Osteodensitometrie« – im Prinzip eine Röntgenuntersuchung, denn die vielfach propagierten Ultraschall-Knochenuntersuchungen sind noch nicht ausgereift. Am besten wenden Sie sich an einen erfahrenen Röntgenarzt. Zu Beginn der Wechseljahre und etwa ein bis zwei Jahre danach sollte der Befund außerdem nochmals überprüft werden.

Bei einer bereits bestehenden Osteoporose gibt es unterschiedliche hilfreiche Wege der medikamentösen Behandlung, die Sie mit einem Spezialisten besprechen sollten.

Genügend Knochenmasse vorhanden?

Dem Abbau mit Medikamenten entgegenwirken

Östrogene gegen Osteoporose?

Östrogene planlos zur Osteoporosevorbeugung einzunehmen ist nicht nur unnötig, sondern wegen der möglichen Nebenwirkungen auch leichtsinnig. Sinnvoll ist eine Einnahme jedoch für Frauen, die

● vor dem 40. Lebensjahr in die Wechseljahre kommen oder denen die Eierstöcke entfernt wurden,

● zu Beginn der Wechseljahre schon Osteoporose haben, zum Beispiel als Folge einer Magersucht,

● familiär belastet sind (in deren Familien Osteoporose häufig auftritt),

● an einer Überfunktion der Schilddrüse (Hyperthyreose) leiden,

● langfristig oder hoch dosiert Kortisonpräparate benutzen.

Herz und Kreislauf

Östrogene schützen Herz und Blutgefäße, denn sie halten das Gewebe weich und elastisch. Davon profitieren Frauen bis zur Menopause; danach jedoch steigt das Risiko für Bluthochdruck und Gefäßkrankheiten. Hochdruck (Hypertonie) beginnt meist unbemerkt – erst krankhaft hohe Werte verursachen Beschwerden wie Schwindel, Kopfdruck oder Ohrensausen. Typische Symptome eines drohenden Infarkts sind dann noch dramatischer: Atemnot schon bei Alltagsbelastungen, ungewöhnliche Übelkeit, Magendrücken, Engegefühl in der Brust, Herzstolpern oder -rasen und Schmerzen links in der Brust.

Bluthochdruck birgt Risiken

Gefährliche Plaques

Östrogene schützen das Herz, denn sie senken überhöhte Cholesterin- und Blutfettspiegel. Umgekehrt braucht der Organismus aber Cholesterine als unersetzlichen Bestandteil der Geschlechtshormone für deren Aufbau. Es macht also keinen Sinn zu versuchen, das Cholesterin aus der Ernährung zu verbannen. Problematisch kann aber bei erblich Vorbelasteten insbesondere das LDL-Cholesterin werden, wenn es sich als Fetteinlagerungen in den Innenwänden der Blutgefäße, bevorzugt an den Verzweigungsstellen der Adern festsetzt. Es entwickeln sich starre Verengungen (Plaques), durch die das Blut mit höherem Druck gepresst werden muss. Wirbelbildung hinter den Plaques verursacht Gerinnsel (Thromben), die zum Schlaganfall führen können.

Der Weltgesundheitsorganisation (WHO) zufolge besteht im Alter über 50 Jahren Bluthochdruck bei Werten, die dauerhaft über 160/90 Millimeter Quecksilbersäule (mmHg) liegen.
Ein unbehandelter Bluthochdruck zieht gefährliche Folgen nach sich: Netzhautschäden bis zur Erblindung, Infarkt, Nierenschäden, Schlaganfall und Hirnblutungen.

Behandlung ist nötig.

> **TIPP!**
> ### Herz und Blutgefäße schützen
> Bluthochdruck und Schlaganfall gelten längst nicht mehr als Männerkrankheiten. Durch Mehrfachbelastungen sind auch Frauen in den Wechseljahren gefährdet. Regelmäßige Vorsorgeuntersuchungen senken das Risiko. Mit einem speziellen Messgerät können Sie Ihren Blutdruck zwischendurch auch selbst kontrollieren.

Auch Frauen sind zunehmend betroffen

Symptome erkennen – richtig reagieren

Gut für den Blutdruck

Noch bevor Sie überhaupt Medikamente benötigen, ist die beste Selbsthilfe und überdies die Grundlage der medizinischen Hochdruckbehandlung eine gesunde, maßvolle Lebensführung. Das mag abschreckend langweilig klingen, doch mit Askese hat es nichts zu tun. Die Risiken für Bluthochdruck stehen und fallen mit den Blutfetten und hängen daher meist mit überreicher Ernährung zusammen, aber auch mit Bewegungsmangel, Nikotin- und übermäßigem Alkoholkonsum sowie andauernder Belastung durch Stress.
Versuchen Sie also in erster Linie, Extreme zu vermeiden, sowohl in der Ernährung als auch bei Belastungen im Sport oder im Alltag. Weder zu wenig noch zu viel ist sinnvoll, allein der goldene Mittelweg ist gefragt.
Auf das Rauchen sollten Sie indes möglichst ganz verzichten. Den Alkoholkonsum sollten Sie auf maximal ein bis zwei Gläser Wein oder zwei bis drei Gläser Bier – und dies auch nicht täglich – begrenzen.

Häufige Fischmahlzeiten senken den Cholesterinspiegel.

Konsumgifte meiden

Medizinische Hilfe bei Bluthochdruck

Nehmen Sie mögliche Anzeichen für Bluthochdruck immer ernst und lassen Sie sich ärztlich untersuchen. Eine wissenschaftliche Untersuchung in Skandinavien hat schon vor Jahren gezeigt, dass Symptome von Hochdruck oder Herzkrankheiten bei Frauen meist weniger ernst genommen werden als bei Männern. Die Beschwerden werden bei Frauen oft als psychosomatisch gewertet und deshalb körperlich nur unzureichend oder gar nicht behandelt – mit möglicherweise fatalen Folgen.
Denken Sie deshalb daran, dass Frauen als Hinweis auf einen drohenden Infarkt zunächst oft andere Symptome verspüren als Männer: beispielsweise unerklärliches Magendrücken statt der bei Männern typischen Schulter-Arm-Schmerzen.

Symptome für Bluthochdruck ernst nehmen

> **WICHTIG**
>
> **Hormone zur Blutdruckregulierung?**
>
> Obwohl Östrogene Herz und Blutdruck schützen, sind sie nicht für jede Frau bedenkenlos zur Vorbeugung geeignet. Das hat nicht zuletzt eine große Studie in den USA gezeigt, die 2002 wegen zu hoher Risiken für die Frauen vorzeitig abgebrochen werden musste (Seite 100). Denn Hormone können in manchen Fällen überhaupt erst zum Bluthochdruck führen. Lassen Sie daher Ihr individuelles Risiko internistisch abklären und entscheiden Sie zusammen mit Ihrem Arzt, was Sie brauchen.

Gegen Hypertonie helfen blutdrucksenkende Tabletten und Medikamente zum Ausschwemmen von Wassereinlagerungen, die ihrerseits ebenfalls den Blutdruck hochtreiben.

Gesunde Venen

Krampfadern – ein typisches Frauenleiden

Nahezu 50 Prozent der Frauen tragen ein unangenehmes Erbe mit sich herum: Bindegewebsschwäche und damit einhergehend die Neigung zu Krampfadern. Das früheste Anzeichen für Krampfadern sind schwere und müde Beine. Noch bevor die typischen hervortretenden Adern an den Unterschenkeln, in den Kniekehlen oder an den Oberschenkeln sichtbar werden, schwellen die Knöchel an, vor allem abends.

Krampfadern entstehen durch Ausleiern der Venenklappen in den großen Venen der Beine. Begünstigt wird diese Abnutzungserscheinung durch Übergewicht und stehende oder sitzende Tätigkeiten, bei denen der Kreislauf den ganzen Tag den Blutfluss gegen die Schwerkraft transportieren muss.

Ganz einig sind sich die Mediziner noch nicht, doch ist die Erschlaffung der Venenklappen wahrscheinlich darauf zurückzuführen, dass die dünne Muskelschicht der Venen durch Bindegewebe ersetzt wird. Das mindert die Kraft der Venenwände. Die Folge ist: Sie überdehnen sich. Wahrscheinlich wirkt auch Östrogen bei der Entstehung von Krampfadern mit.

Das strapaziert die Beine

Krampfadern vorbeugen

Sie können mit Ihrer Lebensweise und ein paar einfachen Verhaltensänderungen viel dazu beitragen, die Entstehung von Krampfadern hinauszuzögern und ihre Verschlimmerung zu bremsen.

Symptome erkennen – richtig reagieren

Nicht nur der Rücken, sondern auch die Beine werden es Ihnen danken, wenn Sie bei der Arbeit zwischendurch möglichst häufig die Körperhaltung wechseln, wenn Sie nicht ständig sitzen, sondern immer wieder durch Gehen und Stehen Ihren Bewegungsraum erweitern. So trainieren Sie die »Muskelpumpe« in den Beinen. Ein kleiner Hocker, auf den Sie zwischendurch die Beine legen, gehört ebenfalls zu einem venenfreundlichen Arbeitsplatz.

Sportliche Bewegung tut den Beinen nur gut: Geeignet sind regelmäßige Bewegungsabläufe wie beim Radfahren, Schwimmen, Walken, Wandern, langsamen Joggen oder Skilanglauf. Aber auch schon ein täglicher Spaziergang kann den nötigen Ausgleich verschaffen.

Barfußgehen, flache Schuhe und kalte Güsse sind ebenfalls sehr zu empfehlen, denn sie regen den Kreislauf an. Dagegen sollten Sie zu viel Wärme an den Beinen, zum Beispiel durch Saunabaden, ebenso meiden wie einschnürende Kleidung, etwa enge Hosen aus unelastischem Stoff oder Socken und Strümpfe mit engen Gummibündchen. Auch die beliebte Gewohnheit, beim Sitzen die Beine übereinander zu schlagen, leistet der Entwicklung von Krampfadern Vorschub.

Kälte ist gut, Wärme schadet

Die Venen auf Trab bringen

Mithilfe einfacher Übungen, die Sie während des Tages mehrfach durchführen können, beugen Sie Krampfadern zusätzlich vor:
▶ Heben Sie im Sitzen die Beine in die Horizontale. Halten Sie sich dabei am Sitz des Stuhles fest. Kreisen Sie nun mit den Füßen und lockern Sie die Beine.
▶ Wippen Sie im Stehen barfuß im Wechsel auf die Zehen und die Fersen. Hüpfen Sie auf der Stelle und strecken Sie dabei beide Füße – das kräftigt die Wadenmuskeln und regt die Venenpumpe an.
▶ Heben Sie liegend zuerst das eine, dann das andere Bein in die Senkrechte und üben Sie Radfahren in der Luft.

Radfahren in der Luft beugt Krampfadern vor.

Bei Venenleiden zum Arzt

Wenn Sie Beschwerden in den Beinen haben, sollten Sie in jedem Fall ärztlich abklären lassen, ob diese durch bloße Überanstrengung verursacht sind oder ob Krampfadern dahinter stecken. Eine Ultraschalluntersuchung macht den Blutfluss in den Gefäßen ungefährlich und schnell sichtbar.

Je nach Art Ihrer Beschwerden werden Ihnen unterschiedliche Behandlungsmethoden empfohlen: Bewegung steht immer an erster Stelle, eventuell auch gezielte Krankengymnastik, um die geeigneten Übungen fehlerfrei zu erlernen.

Besonders wichtig ist die Behandlung mit angepassten Kompressionsstrümpfen. Und auch verschiedene Naturheilmittel helfen: zum Beispiel Arnikagel zum Auftragen und Rosskastanienextrakt in Form von Kapseln zum Einnehmen.

Besteht die Gefahr einer Thrombose, sind blutverflüssigende Medikamente unumgänglich. Beachten Sie, dass Hormontherapien in diesem Fall unbedingt abgesetzt werden müssen!

Auch eine operative Verödung der Krampfadern oder die Entfernung der Oberflächenvenen durch Venenstripping können im Einzelfall helfen.

Lindernde Naturheilmittel

Angenehme Nachtruhe!

Der Beginn der Wechseljahre macht sich häufig durch äußerst störende Symptome bemerkbar: Hitzewallungen und Schweißausbrüche, die die Betroffenen aus dem Schlaf reißen. Dann liegt man lange Zeit wach und findet nicht mehr zur ersehnten Nachtruhe zurück – die man doch so dringend bräuchte. Besonders unangenehm wird es, wenn die »REM-Phasen« des Schlafes unterbrochen werden (REM steht für *Rapid Eye Movements* = schnelle Augenbewegungen), in denen wir träumen und den Tag verarbeiten. Werden diese Phasen gestört, leidet die Erholung – auf Dauer massiv.

Schlafstörungen sind in Krisenzeiten und besonderen Stresssituationen völlig normal. Dauern sie jedoch über mehrere Wochen hin an, sollten Sie sie ärztlich abklären lassen.

Oftmals sind die Schlafprobleme leicht zu beheben. Wenn Hormonschwankungen die Ursache sind, können vorübergehend Hormonmittel helfen. Wirksame und harmlose Schlafmittel sind auch Baldrian und Hopfen – oder ein Glas alkoholfreies Bier.

Zermürbende Durchschlafstörungen

Sanfte Einschlafhilfen

Symptome erkennen – richtig reagieren

So sorgen Sie für einen guten Schlaf

Halten Sie sich an die Vorgaben, die Ihnen der Biorhythmus gibt. Das heißt: Gehen Sie ab 20 Uhr alles langsamer an und planen Sie keine anstrengenden, aufregenden Dinge mehr – außer in Ausnahmefällen. Am besten lassen Sie den Tag mit süßem Nichtstun ausklingen.

▶ Ein schlafgesundes Bett ist breit genug zum bequemen Umdrehen, hat einen Lattenrost und eine feste, aber elastische Matratze. Achten Sie auf eher flache Kissen, die den Kopf im Schlaf nicht abknicken lassen und den Nacken stützen.

▶ Ein voller Magen beeinträchtigt den Schlaf; essen Sie daher abends leicht und nicht zu spät. Fasten ist allerdings keine Lösung des Problems: Es verursacht oft wilde Träume und kann den Schlaf empfindlich stören.

▶ Erfinden Sie ein für Sie passendes beruhigendes und entspannendes Einschlafritual. Langsame Gymnastik, Yoga oder ein warmes Fußbad eine Stunde vor dem Schlafengehen hilft Ihnen leichter in Morpheus' Arme.

▶ Bei Hitzewallungen halten Sie ein Handtuch, ein feuchtes Tuch, etwas kühlendes Lavendelwasser, ein Nachthemd zum Wechseln und ein frisches Laken bereit. So müssen Sie nicht aufstehen, um sich frisch zu machen.

Lavendel gilt in der Aromatherapie als sanfte Einschlafhilfe.

Abends nur noch spärlich essen

> **WICHTIG**
> ### Keine Lösung: Schlafmittel
> Schlafmittel dürfen nur ärztlich verordnet werden und sind ausschließlich als vorübergehende kurzfristige Hilfe gedacht! Sie können schon nach sechs Wochen abhängig machen.

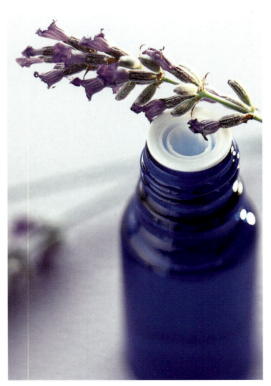

Die Hormonersatztherapie

Ich war Hormonen gegenüber immer sehr kritisch und ablehnend eingestellt. Deshalb wollte ich die ersten Anzeichen der Wechseljahre auch möglichst natürlich hinnehmen. Das klappte zunächst auch gut – doch dann wurden meine Schlafstörungen und die Hitzewallungen so schlimm, dass ich mich tagsüber nicht mehr konzentrieren konnte und schließlich dauernd übermüdet war.
Nach einem erfolglosen Versuch mit der Alternativmedizin empfahl mir meine Ärztin, es mit einem Hormonpflaster zu versuchen. Und siehe da: Es ging mir tatsächlich schlagartig besser. Nach zwei Jahren konnte ich die Mittel allmählich absetzen und der Wechsel war durchgestanden. Inzwischen denke ich nicht mehr so rigoros – man muss wirklich im Einzelfall unvoreingenommen abwägen, was hilft. (Karla, 59)

Hormone – ein heiß diskutiertes Thema

Das Thema Hormone entfacht unter Fachleuten und Laien immer wieder heftige, zuweilen recht unsachliche Diskussionen. Die einen führen sie als »unerlässliche Therapie der Krankheit Wechseljahre« ins Feld oder schwelgen in Jungbrunnenphantasien, die anderen bezeichnen die Hormonbehandlung als »Chemie-Zwangsjacke für die Frau«. Weitgehende Einigkeit besteht unter Experten heute zumindest, wenn es um die Verschreibung von Hormonen zur Behandlung echter Mangelzustände oder zur Therapie von hormonabhängigen Krankheiten geht. Heiß umstritten und äußerst fragwürdig dagegen ist die ausschließlich vorbeugende Einnahme in den Wechseljahren.

Wann können Hormone verschrieben werden?

Hormontherapie im Ländervergleich

In den USA werden traditionell häufiger Hormone verordnet als in Europa. Die vorbeugende Hormontherapie – auch als Versuch der Altersbremse – ist dort sehr beliebt, fast selbstverständlich. In Europa dagegen herrschen unterschiedliche Ansichten: Engländerinnen nehmen oft Hormone ein, Französinnen eher selten. Die deutschen Frauen gelten europaweit als besonders kritisch eingestellt.

PRAXIS
Die Hormonersatztherapie

Für wen kommt die HET in Frage?

Eins ist sicher: Hormone sind hochpotente Biostoffe. Ohne ihre immensen Stoffwechselaktivitäten wären wir lebensunfähig. Mit gutem Grund stammt der Begriff Hormon vom Griechischen *horman* = antreiben. So erklären sich auch diffuse Ängste vor ihrer »unheimlichen Wirkungskraft«. Für die Wechseljahre gilt, dass eine Hormonersatztherapie (HET) besonders bei solchen Beschwerden wirksam ist, die durch heftiges Absinken der Hormonspiegel ausgelöst werden: Hitzewallungen, Empfindlichkeit und Dünnerwerden der Schleimhaut. Bei Frauen mit erhöhtem Risiko für Osteoporose und Herz-Kreislauf-Krankheiten können sie vorbeugend eingesetzt werden. Solche Risiken sind jedoch zu einem großen Teil von einer gesunden Lebensführung abhängig und sollten in erster Linie auf diesem Weg beeinflusst werden. Umfangreiche Studien zeigen: Ein Drittel aller Frauen in den Wechseljahren nutzt wegen verschiedener Beschwerden eine HET – rund drei Jahre lang. Vergehen die Beschwerden, setzen die meisten Frauen ihre Medikamente ab, nach dem guten Prinzip: »So viel wie nötig, so wenig wie möglich«. Schon die Sorge um langfristige Nebenwirkungen hält die meisten Frauen von einer langjährigen Behandlung ohne erkennbaren Nutzen ab.
Doch lässt sich das individuelle Risiko nur durch eine Untersuchung beim Frauenarzt und Internisten oder Hausarzt klären.

Hormone werden als Wundermittel gepriesen; sind sie es wirklich?

Gesunde Lebensweise hat Vorrang

Studie in den USA abgebrochen

Oft wird Frauen über 50 Östrogen rein zur Vorbeugung gegen Osteoporose und Herz-Kreislauf-Krankheiten empfohlen, ohne dass ein erhöhtes Risiko für diese Erkrankungen vorliegt. Das nützt jedoch nur der Pharmaindustrie, denn erst nach frühestens sieben Jahren kontinuierlicher Einnah-

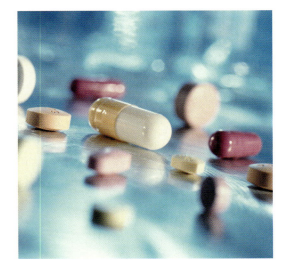

Für wen kommt die HET in Frage?

me kommt es zur angestrebten Schutzwirkung. Nach Ansicht kritischer Experten ist diese Wirkung zudem fraglich.

Eine in den USA begonnene, umfangreiche Studie zur Herz-Kreislauf-Wirksamkeit der HET musste, wie erwähnt, 2002 abgebrochen werden: Zu viele Frauen hatten erst durch die HET Gesundheitsprobleme bekommen. Diese Studie wird nun auch in Europa akzeptiert und die hierzulande verwendeten Hormone werden auf Anraten der frauenärztlichen Fachverbände sehr viel zurückhaltender eingesetzt. Das Ergebnis der Studie bekräftigt zumindest den Rat vorsichtiger Mediziner, nie ohne Not »einfach« Medikamente zu nehmen – insbesondere nicht, wenn es natürliche Hilfen zur Vorbeugung gibt!

Hormone und Brustkrebsrisiko

Brustkrebs – sind Hormone schuld?

In den letzten Jahren kamen Langzeitstudien in verschiedenen Ländern zu unterschiedlichen Ergebnissen über ein hormonbedingtes Brustkrebsrisiko. Zur Zeit ist klar, dass kurzzeitige Einnahme bis zu zwei Jahren das Risiko nicht erhöht. Doch zusätzliche Faktoren wie Lebensführung, Krankheiten und Erbanlagen spielen auch eine Rolle, deshalb: immer individuelle Risikoabwägung!

Wann ist eine HET sinnvoll?

Für eine Hormonbehandlung gibt es trotz aller Diskussionen harte Kriterien.

Medizinisch notwendig ist die HET

- bei Unterfunktion der Eierstöcke seit den Jugendjahren,
- wenn die Wechseljahre schon vor dem 40. Lebensjahr eingesetzt haben,
- wenn die Eierstöcke vor den Wechseljahren operativ entfernt wurden,
- bei nachweislicher Osteoporose,
- bei nicht anders behandelbaren schweren Wechseljahresbeschwerden (Hitzewallungen, Schwitzen, Schlaf- und starken Konzentrationsstörungen),
- bei ausgeprägter, quälender Trockenheit im Genitalbereich mit Juckreiz und Harnverlust.

Im Einzelfall hilfreich ist sie

- zur Vorbeugung von Herz-Kreislauf-Krankheiten,
- zur Vorbeugung gegen Herzinfarkt,
- bei familiärer Osteoporosebelastung,
- bei relativem Überwiegen männlicher Hormone mit Haarausfall, Akne und Damenbart,
- bei erblich überhöhten Blutfetten.

Medizinisch und psychologisch unsinnig ist sie

- zum Jungbleiben,
- bei leichten Wechseljahresbeschwerden,
- bei Stimmungsschwankungen.

Östrogenpräparate

Tierische und chemische Präparate

Östrogenpräparate zum Ersatz der körpereigenen Hormone kann man aus Stutenharn oder den Eierstöcken von Schweinen gewinnen; man bezeichnet sie dann als *konjugierte Östrogene*. Nach Protesten der Tierschützer sind Östrogenpräparate jedoch heute hauptsächlich Chemieprodukte und heißen dann paradoxerweise *natürliche Östrogene*. Östriol und Östradiol sind die beiden Hauptwirkstoffe aus der großen Gruppe der Östrogene.

▶ Chemisch gewonnenes Östriol und Östradiol wirken stärker als tierisches. Östradiol wirkt stärker als Östriol; Letzteres ist deshalb zur Osteoporoseprophylaxe ungeeignet.

▶ Östriol hat dafür wenig Nebenwirkungen und wird deshalb meist in Salben oder als Zäpfchen verordnet. Sie eignen sich zur Behandlung von Juckreiz, Trockenheit der Schleimhäute und Blasenschwäche. Sie werden örtlich in die Scheide eingeführt beziehungsweise auf den Schamlippen aufgetragen – zweimal pro Woche genügt.

▶ Depotspritzen oder Östrogenimplantate, die ins Fettgewebe eingepflanzt werden, sind dagegen nicht zu empfehlen. Sie setzen zwar bequem kontinuierlich, aber eben auch unkontrollierbar Hormone frei. Mögliche Nebenwirkungen sind deshalb nur schlecht zu behandeln. Manche Depotspritzen enthalten auch geringe Mengen männlicher Hormone – mit dem unangenehmen Risiko für Vermännlichung, verstärkten Haarwuchs und tiefere Stimme.

Risiken und Nebenwirkungen von Östrogenen

Östrogene können als potente Wirkstoffe Nebenwirkungen haben: Appetitlosigkeit, Magenbeschwerden, Unruhe, Spannungsgefühl in den Brüsten, Schwindel, Bluthochdruck und Wassereinlagerungen (Ödeme). Nach der Menopause können Östrogene erneute Blutungen auslösen.

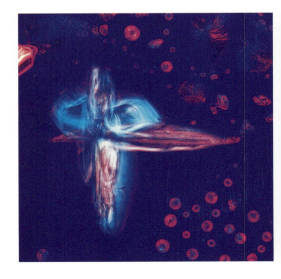

Östrogen – hier unter dem Mikroskop – hat starke Wirkungen.

Östrogenpräparate

Östrogene stimulieren das Gewebewachstum

Wegen ihrer gewebestimulierenden Eigenschaften bergen Östrogene zudem ein gewisses Krebsrisiko, denn Brustgewebe, Eierstöcke und vor allem die Gebärmutterschleimhaut werden bei dauerhafter Anwendung zu übermäßigem Wachstum angeregt. Östrogene dürfen daher keinesfalls eingenommen werden, wenn Krebs am Eierstock besteht oder bestand. Auch bei unklaren Blutungen, bei akuten, schweren Leberkrankheiten, akuten Venenthrombosen oder der Neigung zu wiederholten Thrombosen, bei Schlaganfall oder wenn eine erbliche Fettstoffwechselstörung vorliegt, stehen Östrogene eindeutig außer Betracht.

Frauen, die Brustkrebs hatten, sollten in den ersten Jahren nach der Erkrankung ebenfalls keine Östrogene einnehmen. Inzwischen sind sich die Experten aber einig, dass Jahre nach dem Brustkrebs bei Bedarf Östrogene genommen werden dürfen, sofern die Indikationen strengstens eingehalten werden.

Ärztliche Kontrolle ist ein Muss

Generell dürfen Hormone – wie alle verschreibungspflichtigen Medikamente – erst nach ausführlicher ärztlicher Untersuchung und dem sorgfältigen Ausschluss von Risikofaktoren verordnet werden. Alle sechs bis zwölf Monate sollten Sie eine Vorsorgeuntersuchung auf Brustkrebs, einen Abstrich vom Muttermund und eine Blutdruckkontrolle machen lassen. Lassen Sie außerdem die Blutfette und Leberwerte jährlich beim Hausarzt überprüfen.

Die Risiken im Auge behalten

Designerhormone – die Alternative?

Wegen der möglichen Nebenwirkung der Östrogene haben die Pharmakologen in den letzten Jahren östrogenähnliche Stoffe entwickelt, die so genannten SERMs (Selektive (E)Östrogen-Rezeptor-Modulatoren). Diese Stoffe sind selbst keine Östrogene, doch sie beeinflussen deren Wirkung in den unterschiedlichen Organen und Geweben jeweils verschieden. So können diese Mittel das Herz-Kreislauf-System und die Gefäße schützen und Osteoporose vorbeugen, was für Frauen mit entsprechenden Risikofaktoren von großer Bedeutung ist. Gegen die typischen Wechseljahresbeschwerden helfen die SERMs allerdings nicht. Sie kommen daher nur für eine kleine Gruppe von Frauen in Frage.

Östrogen und Gestagen in Kombination

Da Östrogene, in Überdosis angewendet, ein Risiko für Gebärmutterkrebs bergen, müssen sie unbedingt mit gegenregulierenden Gestagenen kombiniert werden. Das ist vom Bundesgesundheitsamt so vorgeschrieben, selbst für Frauen, die durch eine Operation keine Gebärmutter mehr haben.

Unabhängig von der Anwendungsform gibt es vier verschiedene Einnahmepläne:

▶ Bei der *kontinuierlichen Einnahme* nehmen Sie täglich Östrogene zu sich, die vom 14. bis 25. Zyklustag durch Gestagene ergänzt werden und in einer Pille enthalten sind. Wenn Sie Pflaster benutzen, schlucken Sie zusätzlich Gestagen als Tablette oder verwenden ein Pflaster-Kombinationspräparat. Am Tag nach dem Absetzen der Gestagene kommt es zur Blutung – unter Umständen auch, wenn die Menopause bereits eingetreten ist. Das gilt auch für die anderen Einnahmepläne; das heißt, selbst bei Frauen in der Postmenopause können manchmal erneute Blutungen auftreten.

Die Regel kehrt zurück

▶ Die *zyklische Einnahme* ahmt den natürlichen Menstruationszyklus nach. Vom 1. bis zum 21. Tag nehmen Sie Östrogene, die vom 10. Tag an mit Gestagenen ergänzt werden. Zwischen dem 22. und 28. Tag nehmen Sie entweder wirkstofffreie Pillen ein, um nicht aus dem Rhythmus zu kommen, oder Sie legen eine Einnahmepause ein. Ab dem 23. Tag beginnt die Periodenblutung, die nach längeren Monaten der Einnahme schließlich aufhört.

▶ Die *kombinierte kontinuierliche Einnahme* vereint täglich 28 Tage lang sowohl Östrogen als auch Gestagen in einer Pille. Bei dieser Behandlung können in den ersten Einnahmemonaten manchmal noch Blutungen auftreten, die aber dann allmählich aufhören.

Zwei Hormone in einer Pille

▶ Bei der *Intervallbehandlung* wirken drei Monate lang Östrogenpflaster, die im 3. Monat zwischen dem 10. und 21. Tag mit täglichem Gestagen in Tablettenform ergänzt werden. Ab dem 22. Tag kommt es einmal alle drei Monate zur Blutung.

Gestagenpräparate

Gestagene – so nennt man synthetisch hergestelltes Progesteron – sind längst nicht so gut erforscht wie Östrogene und stehen daher in der Therapie in der zweiten Reihe. Noch ist es eher ungewöhnlich, Gestagen zur Behandlung von Wechseljahresbe-

schwerden zu verwenden, obwohl etwa Hitzewallungen auch durch Schwankungen im Progesteronspiegel mitverursacht sein können. Die Forschung holt in diesem Bereich jedoch auf.
Gestagene lösen Blutungen aus. Diese Fähigkeit nutzt die Ergänzungstherapie, um eine eventuell durch Östrogene verdickte Schleimhaut abzustoßen. Dadurch kann man Krebs vorbeugen. Gestagene können zudem Hitzewallungen abmildern. Ihre wichtigste Funktion ist jedoch, Blutungsstörungen zu mindern, denn sie lassen die Schleimhaut der Gebärmutter schrumpfen.

Risiken und Nebenwirkungen von Gestagenen

Noch immer ist nicht eindeutig geklärt, ob Gestagene tatsächlich Gefäßentzündungen und -verstopfungen bewirken. Frauen mit Thrombosen oder einem Schlaganfall in der Vorgeschichte sollten daher vorsorglich auf eine Gestageneinnahme verzichten.
Häufige Nebenwirkungen dieser Hormone, die Wassereinlagerungen verursachen können, sind schwere Beine, Gewichtszunahme und Spannung in den Brüsten. Außerdem können Müdigkeit, Niedergeschlagenheit, Verminderung der Lust und durch Dünnerwerden der Schleimhäute gehäufte Blasenreizungen, Scheidentrockenheit und -infektionen auftreten. Gestagene steigern den Appetit mit manchmal nachteiligen Folgen für die Figur. Übergewicht erhöht wiederum das Risiko für Gefäßverkalkung und Bluthochdruck.

Die Hormone STH und DHEA

Für den Zusammenhang mit dem Älterwerden stehen außer den Östrogenen vor allem das Wachstumshormon, auch Somatotropes Hormon genannt (STH), sowie die Hormonvorstufe Dehydroepiandrosteron (DHEA).

Wachsen und Gedeihen mit STH

In der Jugend ist STH für das Wachstum verantwortlich. Beim Erwachsenen regt es Muskelauf- und Fettabbau an, reguliert die Bildung von Eiweiß im Organismus und hält die Kollagenfasern im Hautgewebe straff. STH ermöglicht jugendliche Körperformen: Es erhält muskulös und schenkt eine glatte Haut, gesunde Knochen und Zähne. Mit den Jahren sinkt der Gehalt an STH – ein natürlicher Vorgang des Alterns. Der Gedanke lag seitens der Wissenschaft also

Auch Gestagene bergen Risiken

Die Körperformen werden fülliger

STH gibt eine jugendliche Erscheinung

Die Hormonersatztherapie

> ### Natürliches Progesteron
>
> Seit einigen Jahren kann man das in den Eierstöcken gebildete Hormon Progesteron labortechnisch aus dem Grundstoff der Yamswurzel nachbilden. Die Präparate sind in Tablettenform, als Creme, Gel oder Öl erhältlich. Dieses »natürliche Progesteron« wirkt als echter Ersatz für das im Organismus fehlende eigene Progesteron. Es ist deshalb auch wesentlich wirksamer als die üblichen Gestagenpräparate und hat weniger Nebenwirkungen.

Yamswurzel – eine kartoffelähnliche Pflanze

nahe, STH als Medikament zur Altersbremsung einzusetzen. Doch dass dies gelingt, konnte bis heute wissenschaftlich nicht hinreichend erwiesen werden, auch wenn in den Medien dazu manchmal etwas anderes zu erfahren ist.

Dinner Cancelling

Auf natürlichem Weg lässt sich jedoch der STH-Gehalt im Blut stabilisieren. Dazu wird die Konkurrenz der Hormone Insulin und STH genutzt: Maßvolles Essen hält den Insulinspiegel niedrig und damit den STH-Spiegel hoch. Da Hormone einen Tages-

Hin und wieder aufs Abendessen verzichten

rhythmus haben, sollten Sie nicht zu spät essen und abends auch keine Hauptmahlzeit mehr einnehmen (das so genannte *Dinner Cancelling*). Sportliche Bewegung tagsüber gibt einen zusätzlichen Anreiz zur STH-Produktion.

DHEA – das Forever-Young-Hormon?

DHEA ist eine Hormonvorstufe, die sich im gesamten Organismus findet und mit den Jahren weniger wird. Frauen bilden aus DHEA eine geringe Menge an notwendigen männlichen Hormonen: Testosteron und Androstendion. Bei Männern entstehen aus DHEA weibliche Hormone: Östron und Östradiol.
DHEA wirkt auf bestimmte Gehirnrezeptoren ein und manche Forscher behaupten, dass es das Wohlbefinden steigern, den Antrieb fördern und die sexuelle Lust wieder wecken kann. Deshalb wird es auch oft als ein Forever-Young-Hormon propagiert. Aber: Dass DHEA Depressionen, Ängste und Konzentrationsstörungen mildert, wurde nur bei entsprechend vorbelasteten Personen nachgewiesen. Als Medikament ist DHEA nicht brauchbar, schon gar nicht zur Steigerung der Sexualpotenz, wie bisweilen behauptet. Frauen können unter DHEA-Pillen Akne und

Aus DHEA werden Geschlechtshormone gebildet

männliche Behaarung bekommen. Als Anti-Aging-Mittel ist es nicht zu empfehlen – die Nebenwirkungen sind unkontrollierbar und gefährlich.

Hormone im Alterungsprozess

Es gibt wohl über 1000 Stoffe mit Hormonaufgaben; erst rund 100 davon sind bisher erforscht. Hormone sind in der Erfüllung ihrer verschiedenen Aufgaben eng miteinander verknüpft und beeinflussen sich gegenseitig. Bei nachlassender Wirkung einzelner Hormone können andere ihre Aufgaben teils übernehmen. Im Alterungsprozess spielt die Flexibilität des Hormonsystems also eine sehr wichtige Rolle.
Auch psychosomatische Zusammenhänge sind zum Teil hormonell bedingt. Gefühlswirksame Botenstoffe wie die Anti-Depressions-Hormone Serotonin, Dopamin oder die Endorphine werden in den Gehirnregionen gebildet, die mit jenen Hirnarealen (Thalamus und Hypothalamus) in Kontakt stehen, die unsere Emotionen steuern. Diese haben also eine fassbare körperliche Grundlage. Das zeigt, welche zentrale Funktion die Hormone einnehmen – was nicht zuletzt im Alterungsprozess eine Rolle spielt.

Einfluss auf die Stimmungshormone

Anti-Aging-Medizin

Anti-Aging ist seit geraumer Zeit ein großes Thema, auch in der Medizin; gemeint sind damit Strategien gegen das Altern. Mit diesem Fachgebiet beschäftigen sich intensiv Frauenärzte, Internisten, Urologen und Hormonspezialisten.
Doch trotz aller Versuche und Diskussionen – vor allem um die Hormone DHEA, Somatotropin und Melatonin: Ein wirkliches Jungbrunnenhormon hat die Wissenschaft bisher noch nicht finden können.
Hingegen hat sie nachgewiesen, dass Entspannung, eine maßvolle Lebensweise und Meditation zu einem insgesamt ausgeglichenen Hormonhaushalt beitragen können. Das haben ja auch schon die alten Chinesen, die das hohe Alter besonders wertschätzten, propagiert – und allem Anschein nach hatten sie Recht damit!
Gute Aussichten also für Frauen im Wechsel: Intensive Konzentration und bewusste Ruhe beim Meditieren harmonisieren sowohl die Hirnströme als auch den Hirnstoffwechsel und über diesen Weg alle im Gehirn gebildeten Stoffe. Eine überhöhte Bildung von Cortison oder anderen Stresshormonen wird gleichzeitig gebremst.

Ewige Jugend – ein bisher unerfüllter Traum

Heilkräuter für Frauen

Seit langem beschäftige ich mich mit Heilkräutern und habe die Erfahrung gemacht, dass viele Mittel sanft, aber nachdrücklich helfen. Allerdings darf man sich bei starken Beschwerden keine Illusionen machen: Da dauert es oft lang und hilft auch nicht so intensiv wie etwa eine Behandlung mit Hormonen. Meine Hitzewallungen konnte ich auch nicht mit Salbei allein beruhigen – aber durch Kräutermischungen, die mir die Ärztin verordnet hat, gesündere Ernährung und Ausgleichssport haben sie mir weniger ausgemacht und kamen schließlich auch immer seltener. (Hanne, 55)

Viele Menschen möchten sich heute aus berechtigter Sorge vor Nebenwirkungen nicht vorrangig mit »Chemie« kurieren und hoffen stattdessen auf die sanfte und mildere Wirkung der Heilpflanzen. Dabei wird häufig übersehen, dass auch Pflanzenmittel zuweilen starke Wirkungen und – besonders wenn es sich um Mischpräparate handelt – auch entsprechende Nebenwirkungen haben können. Vor allem allergische Reaktionen treten relativ oft auf.

Meistens, aber nicht immer die sanfte Alternative

Indes ist die heilende Wirkung vieler pflanzlicher Mittel nicht nur aus der Erfahrung bekannt, sondern auch wissenschaftlich belegt. Viele Frauenärzte verschreiben bei Wechseljahresbeschwerden daher oft lieber Kräutermedizin, statt gleich auf Hormone zurückzugreifen. Stärkeres kann man bei Bedarf ja immer noch versuchen! Bevor Sie selbst mit Kräutern zu experimentieren beginnen, lassen Sie sich in der Apotheke oder vom Arzt beraten und einen individuellen Einnahmeplan erstellen.

Fachliche Beratung statt Selbstmedikation

Pflanzen für die Wechseljahre

Heilpflanzen unterstützen die Selbstheilungskräfte des Körpers und enthalten zudem pharmakologisch wirksame Bestandteile. Einzelne Pflanzenmedikamente können durch ihre östrogenartige Wirkung sogar fehlende körpereigene Östrogene ersetzen. Die in den Wechseljahren genutzten Pflanzenwirkstoffe haben kaum Nebenwirkungen, doch sie brauchen auch ihre Zeit, um zu wirken. Fassen Sie sich also

PRAXIS
Pflanzen für die Wechseljahre

in Geduld. Nach etwa drei Monaten sollte allerdings eine Wirkung bemerkbar sein.

Pflanzliche Mittel können Sie als Tropfen, Kapseln und Tee in der Apotheke bekommen, Frischkraut und Tee häufig auch im Reformhaus oder Bioladen.

Die im Folgenden aufgeführten Kräuter sind nach Wirksamkeit geordnet. In Präparaten für die Wechseljahre werden Sie deshalb immer zum Beispiel Traubensilberkerze und Mönchspfeffer als Bestandteile finden.

Traubensilberkerze wirkt östrogenartig

Traubensilberkerze *(Cimicifuga racemosa)*, auch unter dem Namen Wanzenkraut bekannt, ist zwar kein Hormon, hat aber eine vergleichbare Wirkung, denn sie besetzt die Östrogenrezeptoren und senkt damit den im Klimakterium überhöhten LH-Spiegel im Blut (Seite 15). Das verhindert und mildert Hitzewallungen und hält Haut und Schleimhäute gut durchfeuchtet. Außerdem wirkt sie krampflösend und hilft so gegen Blutungsbeschwerden. Cimicifuga ist in alkoholhaltigen Tropfen in einer Mischung mit anderen Kräuterauszügen oder aber in Kapselform erhältlich. Nebenwirkungen des Mittels sind nicht bekannt.

Senkt den LH-Spiegel, mildert Beschwerden

Mönchspfeffer gleicht LH-Schwankungen aus

Ebenfalls auf den Hormonhaushalt wirkt der Mönchspfeffer *(Agnus castus)*. Er regt einerseits die Bildung von LH (Seite 15) an, reguliert aber auch Hormonschwankungen. Auf diesem Wege kann er den Zyklus stabilisieren und in den Wechseljahren die folgenreichen LH-Schwankungen ausgleichen. Häufige Beschwerden wie Brustspannen und Hitzewallungen werden so nachhaltig gemildert. Mönchspfeffer wird meist als alkoholhaltige Tropfen in einer Mischung mit anderen Kräutern oder als Kapseln angeboten, getrocknet auch als Tee. Nebenwirkungen sind nicht bekannt.

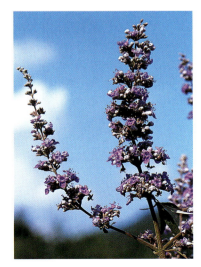

Mönchspfeffer enthält zyklusstabilisierende Stoffe.

Heilkräuter für Frauen

Süßholz – ein natürlicher Hormonersatz

Süßholz *(Glycyrhiza glabra)* ist ein natürliches »HET-Präparat«, denn es enthält Östradiol und Östron (Seite 16 und 20) – allerdings in so niedrigen Dosen, dass es pharmakologisch meist nur wegen seiner zusätzlichen guten Wirksamkeit als Schleim- und Hustenlöser eingesetzt wird. Süßholz hat noch weitere Hormonwirkungen: In hohen Dosierungen hebt es den Blutdruck, weil es im Organismus Wasser zurückhält. In seltenen Fällen können als Nebenwirkungen Schwindel und Kopfschmerzen auftreten. Süßholz können Sie als Tee oder Lakritz zu sich nehmen. Doch Vorsicht mit salzigem Lakritz: Der Blutdruck kann unerwartet schnell steigen!

Schwache östrogenartige Wirkung

Türkischer Rhabarber mit Östrogenwirkung

Der Türkische Rhabarber *(Rheum rhaponticum)* enthält mehrere östrogenartige Wirkstoffe, wie zum Beispiel Rhaponticosid. Allerdings haben sich diese Stoffe bisher als kaum wirksam erwiesen – eine Therapie mit Türkischem Rhabarber allein ist also fragwürdig. Er ist jedoch auch in manchen Mischpräparaten enthalten.

Yamswurzel: natürliches Progesteron

In der letzten Zeit wurde viel über die möglicherweise hilfreichen Wirkungen der Yamswurzel *(Discorea villosa)* diskutiert. Diese kartoffelähnliche Pflanze enthält zu etwa zwei Prozent Diosgenin, das dem weiblichen Hormon Progesteron chemisch sehr ähnlich ist. Extrakte der Yamswurzel sind unter anderem in pulverisierter Form als Kapseln erhältlich. Sie wirken stärker als die Wurzel selbst, denn sie enthalten bis zu 16 Prozent Diosgenin. Über die langfristige Wirksamkeit und mögliche Nebenwirkungen lassen sich allerdings noch keine gesicherten Aussagen machen.

Ginseng gegen Altersbeschwerden

Neben zahlreichen anderen Wirkungen sagt man Ginseng auch eine östrogenartige nach. Sie ist allerdings wissenschaftlich unbewiesen. Ginseng soll gegen allgemeine Altersbeschwerden und Hitzewallungen wirksam sein. Achten Sie auf Präparate aus kontrolliertem Anbau und mit standardisiertem Wirkstoffgehalt. Ginseng gibt es als Tropfen, Tee und in Drageeform. Nebenwirkungen sind nicht bekannt.

Wirkt auch bei Testosteronmangel ausgleichend

PRAXIS
Pflanzen für die Wechseljahre 111

Salbei gegen Hitzewallungen

Salbei *(Salvia officinalis)* ist nicht nur ein wohlschmeckendes Küchenkraut, sondern auch ein bewährtes Heilmittel. Er wirkt ausgleichend auf das Temperaturzentrum im Gehirn (Seite 18) ein und hemmt die überschießende Produktion der Schweißdrüsen. Außerdem wirkt er entspannend, entkrampft den Bauch und fördert vor allem bei Erkältungen das Durchatmen. Salbei kann in den Wechseljahren starkes Schwitzen bei Hitzewallungen wirkungsvoll eindämmen. Salbei können Sie als Öl, Frischkraut, Tee oder Bonbons einnehmen. Nebenwirkungen sind im Allgemeinen nicht bekannt; nur bei hoher Dosierung von reinem Salbeiöl wurden epilepsieähnliche Krämpfe beobachtet.

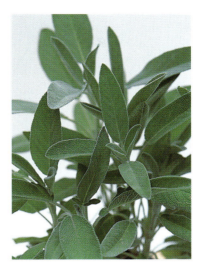

Salbei mildert Schweißausbrüche.

Für ausgeglichene Stimmung und guten Schlaf

Bei Ängsten, Verstimmungen und Stress

▶ **Johanniskraut** *(Hypericum perforatum)* ist ein bekanntes pflanzliches Antidepressivum. Es wirkt beruhigend und kann Entzündungen hemmen. Bei längerer Anwendung hebt und stabilisiert es die Stimmung. Wer unter starken Stimmungsschwankungen in den Wechseljahren leidet, kann daher durch Johanniskraut Milderung erwarten. Der Wirkstoff Hypericin wird als alkoholhaltige Tropfen oder in Dragees angeboten.

▶ **Hopfen** *(Humulus lupulus)* ist eine altbekannte Schlafdroge: Er wirkt schlaffördernd und bremst Unruhe- und Angstzustände. Auch im alkoholfreien Bier ist er noch wirksam; im normalen Bier dämpft eher der Alkohol als der Hopfenanteil. Hopfen kann im männlichen Organismus in Östrogenvorstufen umgewandelt werden – das erklärt den typischen Fettansatz an Bauch und Brust bei starken Bierkonsumenten. Hopfen gibt es als alkoholhaltige Tropfen in einer Mischung mit anderen Kräutern oder als Kapseln. Nebenwirkungen sind nicht bekannt.

Hilfe durch Homöopathie

Seit ich in den Wechseljahren bin, schlägt meine Stimmung häufig schnell um und ich bin ziemlich reizbar geworden. Meine Ärztin hat mir deshalb ein homöopathisches Mittel verschrieben, das ich seit einigen Monaten einnehme. Ich bin in dieser Zeit auch mehrmals zum Gespräch bei ihr gewesen und spüre, dass es mir allmählich besser geht. Ich denke, es ist nicht nur das Mittel, was mir hilft, sondern auch das Gespräch und die dadurch angeregte aktive innere Beschäftigung mit dem Wechsel. (Jeanette, 47)

Viele Hilfesuchende sind sehr beeindruckt, wenn sie erleben, wie intensiv Homöopathen ihre Diagnostik betreiben: Sie befassen sich gemäß ihrer ganzheitlichen Methode nicht nur mit der jeweiligen gesundheitlichen Störung, sondern ebenso mit der Persönlichkeit, dem Charakter und den individuellen Eigenarten des Patienten.
Denn neben der vordergründigen Problemlage soll auch die körperlich-geistig-seelische Konstitution des Menschen erfasst und so eine individuelle Behandlung erarbeitet werden.

Die Persönlichkeit einbeziehen

Die Wahl eines homöopathischen Mittels orientiert sich also nicht allein an den Beschwerden, sondern vor allem an der Gesamtverfassung der Betroffenen. Der Grundsatz der Homöopathie lautet »Gleiches *mit* Gleichem behandeln« – und nicht, wie in der Schulmedizin, »ein Mittel *gegen* das Leiden finden«. Das heißt, eine Krankheit soll mit einem Mittel geheilt werden, das die gleichen Symptome auslöst wie die Krankheit selbst.

Das passende Mittel finden

Homöopathische Mittel können pflanzlichen oder tierischen Ursprungs sein, aber auch Metalle, darunter zum Teil Schwermetalle enthalten. Bei Wechseljahresbeschwerden werden häufig *Lachesis* (Gift der Buschmeisterschlange), *Sepia* (Tintenfischsekret), *Pulsatilla* (Küchenschelle), *Sulfur* (Schwefel) und *Belladonna* (Tollkirsche) verabreicht. Die Arzneien sind als Tropfen, Pulver oder in Form von milchzuckerhaltigen Kügelchen (Globuli) erhältlich.

Verschiedene Darreichungsformen

PRAXIS
Das passende Mittel finden
113

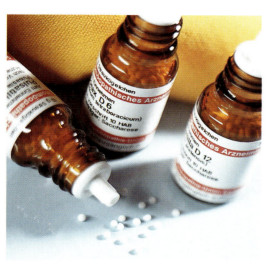

Kügelchen und Tropfen

Homöopathika werden oft als Globuli verabreicht.

Sie werden immer in verdünnter Form angewendet: Diese so genannte Potenzierung (Verdünnung) in Zehnerstufen bezeichnet man mit D1, D2, D3 etc. Die am stärksten verdünnten Mittel (die Hochpotenzen ab D12) sollen dabei die größte Wirkung haben – eine These, die der naturwissenschaftlichen Auffassung der Medizin grundsätzlich widerspricht.

Homöopathie wird vor allem von Heilpraktikern angeboten. Bei homöopathisch geschulten Ärzten werden Sie sowohl nach den Regeln der Homöopathie als auch nach denen der Schulmedizin umfassend untersucht – eine empfehlenswerte Kombination, denn hier können sich beide Heilmethoden sinnvoll ergänzen.

Das sollten Sie beachten

▶ In einzelnen Fällen können durch Homöopathika Allergien entstehen – allerdings weniger gegen das Mittel selbst, das aufgrund der Potenzierung kaum Wirkstoffanteile enthält, als gegen die Trägersubstanz der Globuli, den Milchzucker. Alkoholhaltige Homöopathika sind außerdem tabu für Frauen mit Alkoholproblemen.

▶ Manche Arzneien enthalten überdies hochgiftige Schwermetalle oder Pflanzen, von denen sogar eine erbgutschädigende Wirkung bekannt ist. Diese dürfen bei längerer Therapie auf keinen Fall in Niedrigpotenzen (D1 bis D6) verabreicht werden, da sie sich im Körper anreichern und extrem langsam ausgeschieden werden.

▶ Einzelne Homöopathika können mit gleichzeitig verabreichten Medikamenten der Schulmedizin in ungünstige oder gar schädigende Wechselwirkungen treten – klären Sie dies mit Ihrer Ärztin oder Ihrem Arzt.

▶ Die homöopathischen Mittel müssen – außer bei einigen Privatversicherten – selbst bezahlt werden, denn ein von den Krankenkassen und Versicherungen anerkannter wissenschaftlicher Nachweis ihrer Wirkung steht nach wie vor aus.

Krisen besser bewältigen

In den Wechseljahren kann es manchmal vorkommen, dass seelische Krisen auftreten, die eine professionelle Unterstützung nahe legen. Natürlich ist es nicht immer einfach zu sagen, ab wann genau eine Psychotherapie sinnvoll ist. Doch wenn Sie selbst einfach nicht mehr weiter wissen, wenn etwa Traurigkeit, Antriebslosigkeit, Gereiztheit oder Ängste zu viel werden, sollten Sie diese Möglichkeit in Betracht ziehen. Sie können sich auch nur zu einer Beratung an einen Psychotherapeuten wenden – ein Erstgespräch bedeutet nicht gleich Therapieverpflichtung! Und die Krankenkassen kommen für solche diagnostischen Gesprächssitzungen auf, wenn Sie zu einem Kassenarzt oder -psychologen gehen; sie führen entsprechende Therapeutenlisten.

Nehmen Sie eine Beratung in Anspruch

Verschiedene Therapiemöglichkeiten

Die Wahl des Therapeuten und des von ihm praktizierten speziellen Verfahrens hängt sowohl vom Problem selbst als auch von den Vorstellungen und Bedürfnissen der jeweiligen Frau ab. Häufig eignen sich Therapieverfahren, die die gesamte bisher durchlebte Lebensspanne mitsamt den Ressourcen und Kompetenzen, eingefahrenen Mustern und unbewussten Konflikten einbeziehen, jedoch besser als Verfahren, die ausschließlich das »Hier und Heute« beachten.

Vergangenes mit einbeziehen

Klientenzentrierte Gesprächstherapie

Als sich bei mir die ersten Anzeichen für die Wechseljahre einstellten, merkte ich, wie wenig ich bereit war, mich auf diese neue Lebensphase einzustellen – vor allem, weil ich auch noch ziemlich früh dran war. Auf Empfehlung einer Freundin ging ich dann zu einer Gesprächstherapie. Anfangs recht zögerlich, doch dann war ich froh darüber. Wenn ich mich nicht gleich in der ersten Stunde so verstanden gefühlt hätte, säße ich wahrscheinlich heute noch auf meiner ganzen Wut über so viel ungelebte Chancen in meinem Leben. Jetzt bin ich dabei, in meinem Leben die Weichen neu zu stellen. (Magda, 46)

PRAXIS

Verschiedene Therapiemöglichkeiten

115

Die klientenzentrierte Gesprächstherapie geht auf den amerikanischen Psychologen und Pädagogen Carl Ransom Rogers (1902–1987) zurück. Sie vertritt die Grundvorstellung, dass jeder das Potential zur Lösung selbst hochproblematischer Situationen in sich trägt. Dieses soll durch die Therapie geweckt und verstärkt werden.

Klientenzentrierte Therapie gilt als wirkungsvolle Hilfe zur Selbstfindung und zu einem besseren Umgang mit sich selbst. Die Grundbedingung für eine erfolgreiche Beratung – das gilt übrigens auch ganz allgemein für jegliche Therapieform – ist der Umgang zwischen Therapeuten und Klienten, den Rogers intensiv erforscht hat. Er gelingt, wenn das Gespräch offen (akzeptierend), echt (kongruent) und anteilnehmend (empathisch) geleitet wird. Das erleichtert es, sich zu öffnen, sich mitzuteilen und konstruktiv nach Lösungen der jeweiligen Probleme zu suchen.

Voraussetzung für den Erfolg der Therapie

Bei aktuellen Problemen in den Wechseljahren

Klientenzentrierte Beratung kann in der Umbruchzeit des Klimakteriums hilfreich sein, weil sie sich auf aktuelle Spannungen und Schwierigkeiten konzentriert. Sie ist damit eine wichtige Anregung, über sich nachzudenken und neue Wege zu suchen. Sollten sich jedoch tiefer liegende Probleme auftun, die auf seeli-

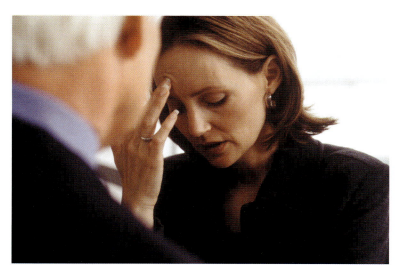

Bei seelischen Krisen kann eine Gesprächstherapie helfen.

Krisen besser bewältigen

Wenn das Problem tiefer liegt

sche Verletzungen weiter in der Vergangenheit zurückgehen, ist eine tiefenpsychologische Therapie langfristig besser geeignet, um die einengenden Muster aufzuarbeiten.
Gesprächspsychotherapeuten sind meistens Psychologen, Sozialarbeiter und -pädagogen, Theologen oder Ärzte, die in freier Praxis oder in Beratungsstellen arbeiten.

Tiefenpsychologische Therapie

Lange Zeit hat mich das Gefühl, missachtet oder nicht ernst genommen zu werden, sehr belastet. In der Zeit der Wechseljahre war es so schlimm, dass ich oft weinte und nicht mehr weiterwusste. Meine Frauenärztin empfahl mir deshalb eine Therapie. Dort hatte ich anfangs das Gefühl, vom Regen in die Traufe zu kommen. Ich erwartete Ratschläge von der Therapeutin – doch nichts von alldem. Wieder fühlte ich mich nicht ernst genommen, bis mir klar wurde, dass es genau um dieses Thema geht: Ich erwarte unbewusst, dass andere meine Probleme lösen. Kein Wunder, bei meinen Eltern war es früher genauso: Ich habe mich zurückgenommen und ihnen beigestanden. Inzwischen bin ich selbstsicherer geworden. (Josie, 52)

Die Tiefenpsychologische Gesprächstherapie, ein »Klassiker« der Psychotherapie, wird – mit heutigen Erkenntnissen angereichert – vor allem bei Depressionen, Ängsten und schweren psychischen Belastungssituationen sehr erfolgreich eingesetzt.
Die Tiefenpsychologie geht davon aus, dass unser Bewusstsein nur einen Ausschnitt des Seelenlebens darstellt. Es ist auch eine unbewusste Seite vorhanden, die – manchmal auf höchst unerwünschte Weise – auf uns Einfluss ausüben kann.
Wenn Wünsche oder Konflikte, die im Laufe des Lebens nicht verarbeitet werden konnten, in zufällig ähnlichen Situationen im Alltag wieder aktiviert werden, können sie sich als störende Muster bemerkbar machen. Dann wird aus einer an sich normalen Alltagssituation plötzlich ein Problem, das man sich selbst nicht erklären kann.
Wenn Sie sich beispielsweise in den Wechseljahren ohne ersichtlichen Grund tieftraurig und niedergeschlagen fühlen, so könnte das damit zusammenhängen, dass in Ihrer Familie das Älterwerden immer als etwas Negatives angesehen wurde. Die Tatsache, dass Sie selbst älter werden, bewerten Sie nun, dem alten Erfahrungsmuster entsprechend, ebenfalls negativ.

Unbewältigte Konflikte und Erfahrungen

Verschiedene Therapiemöglichkeiten

> **TIPP!**
>
> **Schneller Erfolg durch Fokaltherapie**
>
> Sie können sich in der Tiefenpsychologischen Therapie auch auf ein spezielles Thema konzentrieren, etwa »Älterwerden« oder »Weiblichkeit«. Diese Variante der Behandlung heißt Fokaltherapie. Sie führt meist besonders schnell zum Erfolg.

Probleme entschlüsseln – neue Einsichten umsetzen

Von heute nach gestern

In der therapeutischen Arbeit versucht man, erst einmal das Heute so genau wie möglich zu verstehen, bevor man dann an alte Erinnerungen anknüpft. Dabei können Träume sehr hilfreich sein, denn sie gelten als wichtige Bilder des Unbewussten, in denen sich in verschlüsselter Form Wünsche und Ängste äußern. Eine Tiefenpsychologische Therapie erfordert viel persönlichen Einsatz, um die erarbeiteten Einsichten erfolgreich umzusetzen. Sie ist aber gerade deshalb besonders hilfreich, weil sie einen Bogen schlägt zwischen früher und heute und dabei hilft, bislang verdeckte Facetten der Persönlichkeit zu erschließen. Die Therapie kann einzeln oder in der Gruppe stattfinden. Die Krankenkassen übernehmen die vollen Kosten – sogar für Erstgespräche bei verschiedenen Therapeuten – und führen Listen von Ärzten und Psychologen mit Zulassung für Tiefenpsychologie.

Lust statt Frust: Sexualtherapie

Lust und Frust klingen nicht nur ähnlich, sondern liegen oft nahe beieinander – nämlich in einem Bett. Die Sexualtherapie richtet sich daher grundsätzlich an beide Partner, selbst wenn nur einer von beiden unglücklich ist. Und das sind in heterosexuellen Beziehungen traditionell meistens die Frauen. Doch trauen sie sich auch eher, professionelle Hilfe in Anspruch zu nehmen.

Dass die Lust aufeinander sich mit der Zeit verändert, wissen alle Liebespaare. Doch es kann passieren, dass sich damit auch das Interesse am Partner still und heimlich verabschiedet. Dies setzt einen Kreislauf in Gang, an dessen Ende sich sexuelle Lustlosigkeit und Schweigen ausbreiten. Sexualtherapie soll diese Prozesse anhalten und umkehren. Dazu nutzen die Therapeuten die altbekannte Erfahrung, dass Entzug die Sehnsucht schürt: Sex ist in der Anfangszeit der Therapie verboten! In einer Sitzung bekommen Sie Anleitun-

Herausfinden, was die Lust killt

Krisen besser bewältigen

> **Hausaufgaben fürs Schlafzimmer**
>
> In der Sexualtherapie bekommen Sie »Hausaufgaben«: Diese sorgen dafür, dass Sie sich zu Hause – vor allem im Ehebett – nicht Ihrem Problem entziehen.

gen, bewusst zärtlich miteinander umzugehen. Beim nächsten Termin wird besprochen, wie Sie sich selbst und den anderen erlebt haben und welche Gefühle Sie bewegten. Je sensibler Sie auf sich und Ihren Partner eingehen, desto tiefer können Sie füreinander empfinden.

Partnerschaft auf dem Prüfstand

Sexualstörungen stehen in den meisten Fällen mit Spannungen oder Konflikten innerhalb der Beziehung in Verbindung. Wenn ein tiefer gehendes Zerwürfnis besteht, kann eine Paartherapie mit Gesprächen erforderlich werden.

Sexualtherapie bieten speziell ausgebildete Psychologen und Ärzte an. In manchen Fällen können Ihnen auch Frauenärzte, Urologen, Allgemeinärzte oder Internisten weiterhelfen.

Meiden Sie unbedingt das dubiose Feld von esoterischen Helfern, Tantrakursen und Personen ohne medizinisch oder psychologisch fundierte Ausbildung!

Kuren speziell für Frauen

Kuren sind wertvolle medizinische Maßnahmen, die leider immer mehr ins Abseits gedrängt werden. Zu Unrecht, denn sie helfen, Krankheiten und psychische Belastungen zu bewältigen. Darüber hinaus erhalten und stärken sie die Arbeitskraft. Damit gehen sie weit über die übliche Ferienerholung oder den aktuellen Wellness-Trend hinaus. In der Kur wirken vielfältige Faktoren auf heilsame Weise zusammen: einmal nur für sich sorgen, aus Alltagsverpflichtungen herauskommen, Sport treiben, medizinische Anwendungen nutzen und durch Ruhe zur Selbstbesinnung kommen.

Auftanken für den Alltag

Neben den bekannten Müttergenesungskuren gibt es übrigens ein ganz neues, ebenfalls speziell auf Frauen abgestimmtes Kurkonzept: die *FrauenBewegungsKur*. Bislang wird sie erst an einer Einrichtung angeboten, nämlich im Internationalen Zentrum für FrauenGesundheit in Bad Salzuflen (Adresse Seite 125).

Neue Kräfte sammeln

Frauen geraten durch Vielfachbelastungen in Familie, Haushalt, Beruf und Partnerschaft nicht

PRAXIS
Kuren speziell für Frauen   119

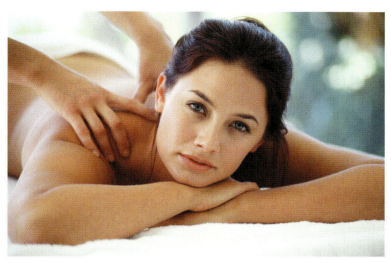

Massagen gehören fast überall zum Kurangebot.

selten in totale Erschöpfung. Sie verausgaben sich, ohne es selbst wahrzunehmen, und meinen, nicht krank werden zu dürfen, weil ohne sie das für alle so bequem eingerichtete Familiengefüge auseinander brechen könnte. Da sich mit den Jahren die Belastungen summieren, treten sie in der Zeit des Wechsels oft besonders hervor.

Eine Kur hat deshalb sowohl den Sinn zu heilen als auch Überlastungskrankheiten vorzubeugen, die aus zu viel Druck und Hetze erwachsen. Häufig drücken sich Überlastungen bei Frauen in psychosomatischen Störungen aus, wie zum Beispiel als stressbedingter Bluthochdruck, Hormonstörungen, depressive Verstimmungen oder Ängste. Doch auch die besondere Konstitution der Frau, ihre sensibleren Gelenke und Muskeln können bei Überanstrengungen erkranken. Dem lässt sich vorbeugen.

Vielfältige Anwendungen

Das Kurangebot setzt sich meist zusammen aus körperlichen Behandlungen, wie Bädern, reichlich Bewegung, Fitnesstraining, Massagen, Physiotherapie und Ernährungsberatung. Ergänzt wird es durch breit gefächerte psychotherapeutische Angebote, zum Beispiel Gesprächsgruppen, die sich unter Umständen zusätzlich auf besondere Themen wie die Wechseljahre und das Älterwerden konzentrieren.

Stresssymptomen entgegenwirken

Aus medizinischen Gründen notwendige Kuren werden zwar bisher von den Krankenkassen bezahlt, aber eine Genehmigung dafür ist wegen der hohen Kosten immer schwerer zu erhalten. Im Augenblick sind die künftigen gesetzlichen Reformen noch nicht abzusehen; doch es sieht so aus, als ob die althergebrachten, erfolgreichen Müttergenesungskuren weniger von vorgesehenen Kürzungen betroffen sind als andere Kurmaßnahmen.

Kureinrichtungen speziell für Frauen

Kuren für Frauen finden Sie in spezialisierten Kureinrichtungen. Dort arbeiten Ärzte, Psychologen, Sozialarbeiter, Krankengymnasten und Ernährungsberater zusammen. Die oben erwähnte FrauenBewegungsKur, die neun Tage lang dauert, ist vor allem als vorbeugende Kompaktmaßnahme gedacht; deshalb müssen die Kosten – rund 500 Euro – aus eigener Tasche bezahlt werden.

Zurückhaltung bei Glückspillen & Co.

Inzwischen dürfte es allgemein bekannt sein: Psychopharmaka sind zwar äußerst sinnvolle Medikamente zur Behandlung schwerer psychischer Erkrankungen, doch gänzlich ungeeignet, um Kummer oder Frust zu kurieren. Aber noch immer bekommen Frauen viel zu häufig und oftmals ohne wirkliche Notwendigkeit Psychopharmaka verordnet. Es mag gewiss ein verlockender Gedanke sein, sich Sorgen und Traurigkeit durch Medikamente nehmen zu lassen, anstatt sich mit den Problemen direkt zu konfrontieren.

»Glückspillen« wie Fluctin, die zeitweise groß in Mode waren, haben sich längst als das entpuppt, was sie sind: wirksame, aber nebenwirkungsbehaftete Antidepressiva, die ungeeignet und überdosiert sind, wenn es darum geht, mit Alltagsbeschwerden fertig zu werden.

Antidepressiva – nur bedingt geeignet

Medikamente gegen Depressionen können andauernde und tiefe Niedergeschlagenheit, Lebensüberdruss und Ängste mildern, die als Symptome von Depressionen auftreten. Diese Mittel heben bei Depressiven die gedrückte Stimmung und ermöglichen den Betroffenen, sich wieder aktiv am Leben zu beteiligen. Medikamente werden vielfach nur vorübergehend verschrieben. Sie werden heute normalerweise als Ergänzung zu einer Gesprächs-Psychotherapie gesehen.

Wenn die Stimmung am Boden ist

PRAXIS
Zurückhaltung bei Glückspillen & Co.

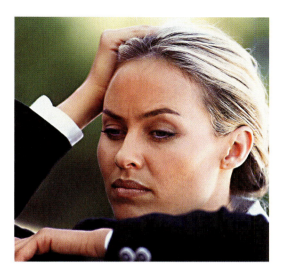

Zur Behandlung von Wechseljahresbeschwerden sind Antidepressiva jedoch völlig ungeeignet! Sie greifen mit ihren Wirkstoffen in den Hirnstoffwechsel ein, fördern die Bildung verschiedener Übertragersubstanzen, wie Serotonin, und beschleunigen die Übertragung von Botschaften im Nervensystem. Diese Mittel machen zwar nicht abhängig, sie dürfen aber nur unter ärztlicher Betreuung und bei eindeutiger Diagnose eingesetzt werden, da sie verschiedene Nebenwirkungen auslösen können. Auch bei überhöhtem Augeninnendruck, Leber- und Herzkrankheiten sind Antidepressiva zu meiden.

Vorsicht, Nebenwirkungen!

WICHTIG
Ein gefährlicher Teufelskreis

Die wenigsten wissen, dass Beruhigungsmittel schon nach etwa sechs Wochen Einnahme abhängig machen. Besonders tückisch: Sie können – vor allem bei zu schnellem Absetzen – gefährliche Nebenwirkungen wie Unruhe und Angst auslösen, die zu verstärktem Konsum verführen. Unter Alkoholeinfluss wird ihre Wirkung unkontrollierbar.

Beruhigungsmittel – ebenfalls tabu

Auch Beruhigungsmittel (Tranquilizer) werden in vielen Fällen ohne Notwendigkeit schon bei leichten Befindlichkeitsstörungen und depressiven Verstimmungen verschrieben. Sie sind jedoch absolut ungeeignet, die für die Wechseljahre typischen Stimmungsschwankungen zu glätten.
Allerdings wirken sie enorm hilfreich bei (schweren) Angstzuständen – am besten als vorübergehende Ergänzung parallel zu einer Psychotherapie. Beruhigungsmittel hemmen bestimmte Übertragerstoffe im Gehirn und schirmen es auf diese Weise von Reizen ab.

Tiefe Niedergeschlagenheit sollte psychotherapeutisch behandelt werden.

Krisen besser bewältigen

> **WICHTIG**
>
> **Gedämpftes Reaktionsvermögen**
>
> Auch Barbiturate in Schlafmitteln machen abhängig. Zu ihren Nebenwirkungen zählen Gleichgültigkeit, morgendliches »Kater«-Gefühl, Schwindel und Schwäche, die wiederum zur Einnahme von aufputschenden Substanzen verleiten. Das Reaktionsvermögen wird unter Alkoholeinfluss unkontrollierbar beeinträchtigt.

Schlafmittel – mit hohen Risiken verbunden

Wenn die milden pflanzlichen Schlafmittel Hopfen und Baldrian nicht mehr ausreichen, hoffen viele auf die Chemie. Zahlreiche Schlafmittel aber enthalten Tranquilizer mit den bereits genannten Risiken.

Barbiturate sind weitere schlaferzeugende Wirkstoffe, die zu den Betäubungsmitteln zählen. Neuere Wirkstoffe sind Zolpidem und Zopiclon, deren Abhängigkeitspotential noch nicht geklärt ist.

Macht müde und stumpft ab — Schlafmittel dämpfen die Reizleitung im Gehirn und machen auf diese Weise nicht nur müde, sondern auch gleichgültig gegenüber äußeren Reizen aller Art.

Sie sind bei schweren, durch psychische Krankheiten hervorgerufenen Schlafstörungen vorübergehend sinnvoll, für wechseljahresbedingte Schlafstörungen jedoch völlig ungeeignet. Denn in den Wechseljahren sind es ja meistens die Hitzewallungen, die den sanften Schlummer unvermittelt unterbrechen. In diesem Fall sollte die Behandlung also hier ansetzen (Seite 97).

Bessere Wege ohne Abhängigkeit

Wenn Ihnen die Wechseljahre Probleme bereiten, greifen Sie nicht zu Scheinhilfen: Versuchen Sie, Ihre Schwierigkeiten nicht zu verleugnen und sie nicht mit Arbeit, Freizeitstress, Alkohol, Tabletten oder anderem Suchtverhalten wie übermäßigem Essen, Rauchen und Kaffeetrinken zu überdecken!

Lassen Sie sich lieber helfen!

Medikamente sind Scheinhilfen

Seit langem ist bekannt, dass gerade Frauen in hohem Maß von einer Medikamentenabhängigkeit bedroht sind. Das hat leider auch mit der Verordnungspraxis von Ärzten zu tun, die beispielsweise bei Beschwerden in den Wechseljahren oft wider besseres Wissen kritiklos Schlaf-, Beruhi-

Zurückhaltung bei Glückspillen & Co.

Auf Ihre Einstellung kommt es an gungs- und Schmerzmittel verschreiben. Und viele Patientinnen konsumieren sie ohne Bedenken, weil sie nicht wissen, dass binnen weniger Wochen eine körperliche Abhängigkeit entstehen kann, aus der unter Umständen nur sehr schwer wieder herauszukommen ist. Ganz abgesehen davon, dass die ursächlichen Probleme trotz der Einnahme von Medikamenten nicht beseitigt sind.

Suchtgefahren erkennen

Wenn Sie versuchen, Sorgen und Ängste im Alkohol zu »ertränken«, oder glauben, den täglichen Anforderungen nur mit Beruhigungspillen gewachsen zu sein, laufen Sie Gefahr, in eine körperliche und seelische Abhängigkeit zu geraten.
Nutzen Sie die breit gefächerten Beratungsangebote von Gesundheitsämtern oder sprechen Sie mit einem Arzt oder einer Ärztin Ihres Vertrauens, wenn Sie eine Suchtgefährdung an sich bemerken. Es kann unter Umständen nötig werden, mit einer Psychotherapie oder Entzugsbehandlung zu beginnen.
In allen größeren Städten gibt es Suchtberatungsstellen und zahlreiche – auch anonyme – Selbsthilfegruppen. Auch dorthin können Sie sich wenden, um Hilfe zu bekommen.

WICHTIG
Maßvoll genießen

Alkohol, Nikotin, Koffein und Tein sind weit verbreitete Genussgifte. So angenehm ein Glas Rotwein am Abend auch ist – bedenken Sie, dass die in Genussgiften enthaltenen Stoffe gerade im Wechsel und danach den Alterungsprozess beschleunigen können. Sie vermindern die Durchblutung aller Organe, vor allem der Haut. Koffein treibt außerdem den Blutdruck hoch und schwemmt das für kräftige Knochen so wertvolle Kalzium aus. Deshalb: Verzichten Sie aufs Rauchen und trinken Sie nur im Ausnahmefall mehr als drei Tassen Kaffee oder Tee beziehungsweise nicht mehr als ein bis zwei Gläser Wein oder Bier. Mit Spirituosen sollten Sie ohnehin äußerst zurückhaltend sein!

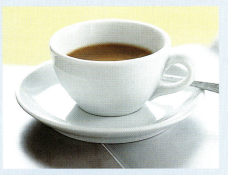

Schränken Sie Ihren Kaffeekonsum ein!

Zum Nachschlagen

Bücher, die weiterhelfen

Legato, Marianne: *Evas Rippe. Die Entdeckung der weiblichen Medizin.* Ullstein, Berlin

Love, Susan M. und Lindsey, Karen: *Das Hormonbuch.* Fischer, Frankfurt

Münzing-Ruef, Ingeborg: *Kursbuch gesunde Ernährung. Die Küche als Apotheke der Natur.* Heyne, München

Northrup, Christiane: *Weisheit der Wechseljahre.* Zabert Sandmann, München

Onken, Julia: *Feuerzeichenfrau. Ein Bericht über die Wechseljahre.* C. H. Beck, München

Bücher aus dem GRÄFE UND UNZER VERLAG, München

Bös, Klaus: *Walking und sanftes Lauftraining.*

Grillparzer, Marion: *Die GLYX-Diät. Abnehmen mit Glücks-Gefühl.*

Grünwald, Jörg und Jänicke, Christof: *Grüne Apotheke.*

Hofmann, Inge: *Schlank ab 40. Das Erfolgsprogramm.*

Johnen, Wilhelm: *Muskelentspannung nach Jacobson.*

Kolb, Klaus und Miltner, Frank: *Gedächtnistraining.*

Lang-Reeves, Irene und Villinger, Thomas: *Beckenboden. Das Training für mehr Energie.*

Langen, Dietrich: *Autogenes Training.*

Schinharl, Cornelia und Dickhaut, Sebastian: *Asian Basics.*

Schmidt, Mathias u. a.: *Nordic Fitness. Alle nordischen Varianten für Sommer & Winter.*

Trökes, Anna: *Das große Yogabuch.*

Trökes, Anna: *Yoga ab 40.*

Wiesenauer, Markus und Kerckhoff, Annette: *Homöopathie für die Seele.*

Adressen, die weiterhelfen

Deutschland

Bundesselbsthilfeverband für Osteoporose e.V.
Kirchfeldstraße 149
40215 Düsseldorf
www.bfo-aktuell.de

Bundesverband der Frauengesundheitszentren e.V.
Gotheallee 9
37073 Göttingen
www.frauengesundheitszentren.de

Deutsche Gesellschaft für Ernährung e.V.
Godesberger Allee 18
53175 Bonn
www.dge.de

Deutsche Gesellschaft für Psychotherapeutische Medizin (DGPM) e.V.
Beurhausstraße 75
44137 Dortmund
www.dgpm.de

Deutsche Menopause Gesellschaft e.V.
Universitätsfrauenklinik
Im Neuenheimer Feld 346
69117 Heidelberg
www.menopause-gesellschaft.de

Adressen, die weiterhelfen

Deutsches Kollegium für Psychosomatische Medizin (DKPM) e.V.
Fetscherstraße 74
01307 Dresden
www.dkpm.de

Deutsches Müttergenesungswerk – Elly-Heuss-Knapp-Stiftung e.V.
Bergstraße 63
10115 Berlin
www.muettergenesungswerk.de

Internationales Zentrum für Frauengesundheit
Alte Vlothoer Straße 47–49
32105 Bad Salzuflen
www.izfg.de

Kuratorium Knochengesundheit e.V.
Leipziger Straße 6
74889 Sinsheim
www.osteoporose.org

Nationale Kontakt- und Informationsstelle zur Unterstützung von Selbsthilfegruppen (NAKOS)
Wilmersdorfer Straße 39
10627 Berlin
www.nakos.de

Österreich

Ärztliche Gesellschaft für Psychotherapie und Psychosomatische Medizin
Postfach 625
6021 Innsbruck

Österreichische Gesellschaft für Ernährung
Zaunergasse 1–3
1030 Wien
www.oege.at

Österreichische Menopause Gesellschaft
Abteilung für gynäkologische Endokrinologie
Universitätsklinik für Frauenheilkunde
Währinger Gürtel 18–20
1090 Wien

Osteoporose – SHG
c/o Frauengesundheitszentrum F.E.M.
Bastiengasse 36–38
1180 Wien

SIGIS – Österreichische Service- und Informationsstelle für Gesundheitsinitiativen und Selbsthilfegruppen
Laxenburgerstraße 36
1100 Wien

Schweiz

Schweizerische Gesellschaft für Psychosomatische und Psychosoziale Medizin
Postfach
4008 Basel
www.sgppm.ch

Schweizerische Gesellschaft für Ernährung
Effingerstrasse 2
3001 Bern
www.ernaehrung.org

Schweizer Menopause Gesellschaft
Universitätsfrauenklinik
Rämistrasse 100
8091 Zürich

Selbsthilfegruppe Osteoporose
Dolderstrasse 18
8032 Zürich

Register

A
Adrenalin 16, 18
Alkohol 27, 72, 85, 94, 122
Altersvorsorge 33
Andropause 27
Androstendion 16, 106
Ängste 23, 119
Anti-Aging 10, 107
Antibiotika 89
Antidepressiva 27, 121
Aqua-Training 53
Arbeitsmarkt 33
Arthrose 21, 37, 44, 46
Asia-Küche 68–69
Ausdauer 39, 41, 44
Ausdauersport 42
Autogenes Training 77
Autosuggestion 76

B
Ballenlauf 46
Beckenboden 56–58, 87
Beckenbodentraining 26, 58–60
Beruf 32
Beruhigungsmittel 121
Bewegung 10, 23, 36–38, 86
Bioaktivstoffe 72
Biorhythmus 43, 98
Blase 57–58, 87–88
Blasenentzündung 89
Blutdruck 16, 94, 110
Bluthochdruck 21, 37, 40, 93–94, 119
Body-Mass-Index (BMI) 21
Body-Scan 77–78
Brüste 20
Brustkrebs 83–84, 101
Brustkrebsrate 68

C
Cellulite 37
Cholesterinspiegel 22, 68, 71, 93
Cortison 107

D
Dehnen 42, 50
Depression 17, 22, 88, 120
DHEA (Dehydroepiandrosteron) 27, 105–107
Diabetes 21, 37, 40
Diät 20, 22
Dinner Cancelling 106
Dopamin 17, 107

E
Eierstöcke 20, 85, 101
Eisprung 14
Elastin 19
Endorphine 16–17, 23, 107
Entspannung 75
Erfahrung 8, 10
Ernährung 10, 66–72

F
Farbe 61
Fett 43
Fettzellen 20
Figur 20
Fitnessstudio 50
Fokaltherapie 117
Fortbildung 33
Freie Radikale 71
Fruchtbarkeit 14, 24, 27
FSH (follikelstimulierendes Hormon) 15

G
Gebärmutter 85
Gehirn-Jogging 56
Gelenkbeschwerden 51
Gelenke 45, 47, 53, 119
Gesprächstherapie 24, 115
Gestagen 104–105
Gestagenpräparate 104
Ginseng 110
Gleichberechtigung 28
GnRH (Gonadotropin-Releasing-Hormon) 15

H
Haarausfall 27, 64, 101
Haare 19–20, 64
Hämorrhoiden 39
Harnröhre 57
Harnwege 87
Haut 18–19, 63
Hautpflege 19, 63
Heilpflanzen 108
Herzinfarkt 93
Herzklopfen 17
Herz-Kreislauf-Erkrankungen 21, 37, 67, 93, 100
Herzrasen 12
Hirnanhangsdrüse 15
Hitzewallungen 12, 17, 23, 68, 82, 97, 111
Hohlkreuz 38
Homöopathie 112–113
Hopfen 111
Hormone 18, 27, 36, 83, 86, 95, 99
Hormonersatztherapie (HET) 10, 18, 28, 68, 99, 100
Hormonhaushalt 14, 85, 107
Hormonschwankungen 97
Hormonspiegel 11, 12
Hypophyse, siehe Hirnanhangsdrüse
Hypothalamus 15, 107

I
Inkontinenz 57, 59, 88–89
Isoflavone 67–68

J
Jogging 46–47
Johanniskraut 111

K
Kaffee 123
Kalzium 72, 92, 123
Kleidung 41, 61, 82
Klientenzentrierte Gesprächstherapie 115
Klimakterium 9, 11, 18
Koffein 27, 123
Kollagen 19

Register

Kondition 42
Kontakte 31–32
Kopfschmerzen 12, 23, 75, 110
Körpergewicht 20–21
Krampfadern 37, 44, 95–97
Krebs 63, 71
Kur 118–119

L
Latexband 47
LH (luteinisierendes Hormon) 15, 109

M
Magen-Darm-Beschwerden 75
Mammographie 85
Medikamente 27, 122
Meditation 107
Melatonin 107
Menopause 11, 16, 24, 83, 91
Menstruationsbeschwerden 85
Migräne 12
Mineralien 71–72
Mönchspfeffer 109
Muskelkater 42, 44, 47, 51
Muskeln, Muskulatur 39, 42, 45, 47, 50, 53, 56

N
Nervensystem 71
Neurotransmitter (Überträgerstoffe) 16–17, 36, 71
Nikotin 27, 72, 94
Noradrenalin 16
Nordic-Walking 44–45

O
Osteoporose 22, 37, 68, 90, 92, 100, 103
Östradiol 20, 106, 110
Östrogen 14–17, 19, 88, 104
Östrogenpräparate 102
Östron 16, 20, 106, 110

P
Partnerschaft 23, 29–31
Perimenopause 11

Periodenblutungen 11–12, 85
Pflanzenöstrogene (Phytoöstrogene) 67, 83
Phosphat 72
Postmenopause 11, 24
Potenz 27
Prämenopause 11
Progesteron 14–15, 106
Prolaktin 83
Psychopharmaka 120
Psychosomatik 22, 77
Psychotherapie 114, 120–121, 123
Pubertät 14, 22, 28
Pulsuhr 42–43

R
Reizblase 87
Rückenschmerzen 75
Ruhe 73, 76
Rundrücken 38

S
Salbei 82, 111
Scheide 57
Scheidenschleimhaut 26
Schilddrüsenhormone 18
Schlafmittel 98, 122
Schlafstörungen 12, 97, 122
Schleimhäute 12
Schönheit 61
Schwangerschaft 14
Schweißausbrüche 12
Seele 22, 73, 75
Selbsthilfegruppe 24, 74–75, 123
SERMs (Selektive Estrogen-Rezeptor-Modulatoren) 103
Serotonin 17, 37, 107, 121
Sexualhormone 14, 16
Sexualität 25–26
Sexualtherapie 117–118
Sexuelles Verlangen 12, 26
Sojabohne 67–68
Sonnenlicht 19
Sportmediziner 40, 42
Sportschuhe 40–41
Spurenelemente 71
Steuerungshormone 15

STH (Somatotropin, Wachstumshormon) 27, 105, 107
Stimmungsschwankungen 12, 22, 121
Stoffwechsel 36, 70–71
Stress 23, 30, 94
Stresshormone 22, 107
Stretching 46, 51–53, siehe auch Dehnen
Suchtverhalten 122
Süßholz 110

T
Taille-Hüft-Verhältnis 20–21
Testosteron 27, 106
Textilien 62
Thrombose 39, 97, 103
Tiefenpsychologische Therapie 116–117
Traubensilberkerze 109
Träume 117
Türkischer Rhabarber 110

U
Übergewicht 21, 37, 40
Untergewicht 22
UV-Strahlen 19, 63

V
Venen 44, 95–96
Verhütungsmittel 65
Verspannungen 75
Vitamine 70
Vollwertkost 66

W
Wachstumshormon, siehe STH
Waist to Hip Ratio (WHR), siehe Taille-Hüft-Verhältnis
Walking 43–44

Y
Yams 106, 110
Yoga 79, 98

Z
Zyklus 14–15

Zum Nachschlagen

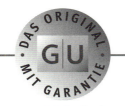

Das Original mit Garantie

Ihre Meinung ist uns wichtig. Deshalb möchten wir Ihre Kritik, gerne aber auch Ihr Lob erfahren. Um als führender Ratgeberverlag für Sie noch besser zu werden. Darum: Schreiben Sie uns! Wir freuen uns auf Ihre Post und wünschen Ihnen viel Spaß mit Ihrem GU-Ratgeber.

Unsere Garantie: Sollte ein GU-Ratgeber einmal einen Fehler enthalten, schicken Sie uns das Buch mit einem kleinen Hinweis und der Quittung innerhalb von sechs Monaten nach dem Kauf zurück. Wir tauschen Ihnen den GU-Ratgeber gegen einen anderen zum gleichen oder zu einem ähnlichen Thema um.

GRÄFE UND UNZER VERLAG
Redaktion Körper & Seele
Postfach 86 03 25
81630 München
Fax: 089/4 19 81-113
E-Mail: leserservice@graefe-und-unzer.de

Impressum

© 2003 GRÄFE UND UNZER VERLAG GmbH, München

Alle Rechte vorbehalten. Nachdruck, auch auszugsweise, sowie Verbreitung durch Bild, Funk, Fernsehen und Internet, durch fotomechanische Wiedergabe, Tonträger und Datenverarbeitungssysteme jeder Art nur mit schriftlicher Genehmigung des Verlages.

Programmleitung: Ulrich Ehrlenspiel
Redaktion: Monika Rolle
Lektorat: Rita Steininger
Bildredaktion: Christine Majcen-Kohl
Umschlaggestaltung: independent medien-design
Innenlayout: Heinz Kraxenberger
Herstellung: Petra Roth
Satz: Knipping Werbung GmbH, München
Repro: Repro Ludwig, Zell am See
Druck: Appl, Wemding
Bindung: Sellier, Freising

ISBN(10) 3-7742-5567-9
ISBN(13) 978-3-7742-5567-8

Auflage: 4. 2006

Ein Unternehmen der
GANSKE VERLAGSGRUPPE

Fotoproduktion: Tom Roch

Weitere Fotos: Arkopharma GmbH: Seite 67. Corbis: Umschlag vorne und Seite 2 links, 6–7, 11, 23, 25, 40, 115. Getty Images: Seite 9, 100. GU: Seite 77 (I. Hatz); 123 (A. Hoernisch); 22, 37 (A. Hosch); 46, 64, 79, 96, 98 (M. Jahreiß); 12 (Ch. Losta); 71, 92, 94, 113 (R. Schmitz). Ifa-Bilderteam: Seite 3, 27, 29, 80–81, 119, 121. Image Bank: Seite 20, 31, 38, 56, 62, 84. Jump: Umschlag hinten und Seite 4, 45, 53, 55, 63, 86, 88, 89. Mauritius: Seite 102. Polar: Seite 42. Hans Reinhard: Seite 109, 111. Stockfood: Seite 69. Zefa: Seite 33.

Illustrationen: Medical Art Service, München

Umwelthinweis: Dieses Buch wurde auf chlorfrei gebleichtem Papier gedruckt. Um Rohstoffe zu sparen, haben wir auf Folienverpackung verzichtet.

Die **GU-Homepage** finden Sie im Internet unter **www.gu-online.de**

Wichtiger Hinweis

Dieser GU-Ratgeber bietet aktuelle Informationen rund um die Wechseljahre. Die Gedanken, Methoden und Anregungen stellen die Meinung bzw. Erfahrung der Verfasserin dar. Sie wurden von ihr nach bestem Wissen erstellt und mit größtmöglicher Sorgfalt geprüft. Sie bieten jedoch keinen Ersatz für kompetenten medizinischen Rat. Jede Leserin, jeder Leser ist für das eigene Tun und Lassen auch weiterhin selbst verantwortlich. Weder Autorin noch Verlag können für eventuelle Nachteile oder Schäden, die aus den im Buch gegebenen praktischen Hinweisen resultieren, eine Haftung übernehmen.